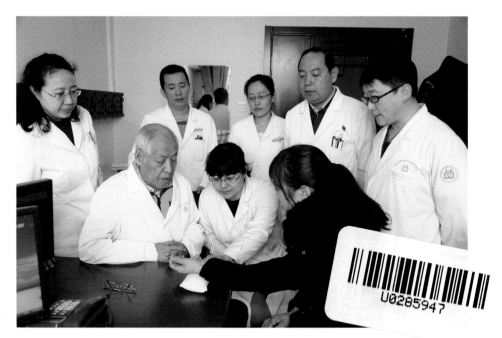

图 1 石国璧名老中医带教授课

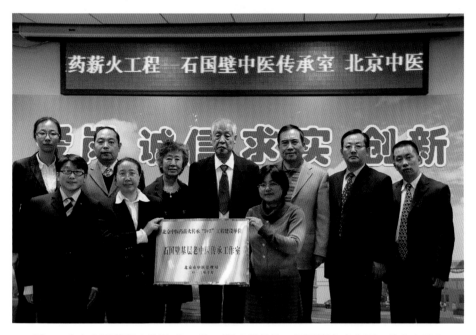

图 2 北京中医药薪火传承"3+3"工程建设单位 石国璧名老中医工作室启动会

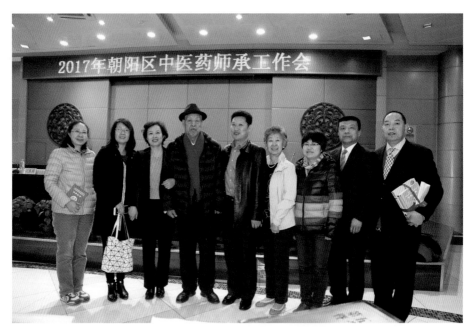

图 3　2017 年朝阳区中医药师承工作会合影（一）

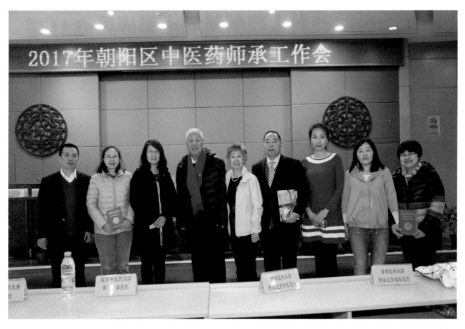

图 4　2017 年朝阳区中医药师承工作会合影（二）

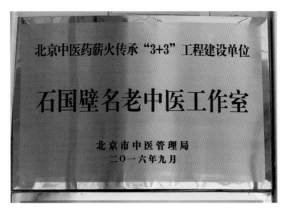

图5　2016年北京中医药薪火传承"3+3"工程建设单位"石国壁名老中医工作室"授牌

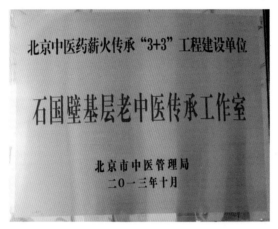

图6　2013年北京中医药薪火传承"3+3"工程建设单位"石国壁基层老中医传承工作室"授牌

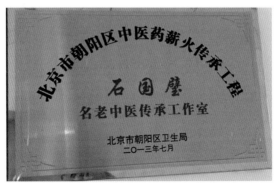

图7　2013年北京市朝阳区中医药薪火传承工程"石国璧名老中医传承工作室"授牌

注：石老的名字中"壁"与"璧"混用。

石国璧 临证60年心得录

石国璧◎编著

张秀娟　李金平　孙丽◎整理

中国健康传媒集团

中国医药科技出版社

内 容 提 要

　　本书是作者从医六十年来的学术思想和经验及其临床应用体悟。全书分为学术经验篇、师友纪念篇、回望中医篇、传承集萃篇、学生感言篇五部分，语言自然生动，为读者打开了中医之门，其参考、启发价值不言而喻。本书融思想性、学术性、可读性于一体，适合中医临床工作者和广大中医爱好者参考阅读。

图书在版编目（CIP）数据

　　石国璧临证六十年心得录 / 石国璧编著 . — 北京：中国医药科技出版社，2023.7
　　ISBN 978-7-5214-3966-3

　　Ⅰ . ①石⋯　Ⅱ . ①石⋯　Ⅲ . ①中医临床—经验—中国—现代　Ⅳ . ① R249.7

　　中国国家版本馆 CIP 数据核字（2023）第 120770 号

美术编辑　陈君杞
版式设计　也　在

出版　**中国健康传媒集团** | 中国医药科技出版社
地址　北京市海淀区文慧园北路甲 22 号
邮编　100082
电话　发行：010~62227427　邮购：010~62236938
网址　www.cmstp.com
规格　710 × 1000 mm $^1/_{16}$
印张　16
字数　274 千字
版次　2023 年 7 月第 1 版
印次　2023 年 7 月第 1 次印刷
印刷　三河市航远印刷有限公司
经销　全国各地新华书店
书号　ISBN 978-7-5214-3966-3
定价　**59.00 元**

获取新书信息、投稿、为图书纠错，请扫码联系我们。

自序

我自1951年开始进入医疗行业至今已有67载，不觉间已入耄耋之年，日不暇给，岁月如梭。

先哲云："业精于勤，荒于嬉。"我自入医门，常以之为鉴，未敢虚度光阴。60余年间无论从事中医临床、教学、科研，还是行政管理，我都时刻谨记勤学、善思、实干。工作、诊疗之余，我常喜拾零凑整，归纳临证省疾问医之心得。今不揣固陋，将既往之琐言整理成文，归类记载。其中多数是与问诊行医相关。

我在大学时以《"胃气"初探》为题，撰写了毕业论文。在论文中提出，人身之精、神、气、血、荣、卫，都是在"胃气"的基础上与他脏化生而出，从而形成不同的生理功能。胃土居中，以灌四旁，五脏皆禀胃气以行生化之机。胃为津液、宗气所出之处，气血之大源，人身之重要物质，无一不是在"胃气"的基础上产生的。所以"胃气"强壮，精神气血就会旺盛；反之，"胃气"一衰，这些物质生源受碍，正气必虚，疾病亦随之而来。所以通过对胃气的观察，可以窥探人之总体虚实盛衰的概况。在以后的临证行医中，我也一贯秉承"存津液，保胃气"的原则。

在刘渡舟老师100周年诞辰纪念会上，偶遇师弟苏宝刚教授，谈及任应秋老师曾对我的毕业论文给予了很高评价，说其中很多论点超越了《脾胃论》。忆起当时董建华、谢海洲、颜正华、戈敬恒诸位老师也对文章进行了评价，特收录到文集中以作留念。

思及我和夫人退休后去美国讲学行医多年的经历，更感到中医确实是个宝，医学发展的方向是中医。因此文集中也收录了一些我工作期间对我国中医事业发展的思考及建议类文章。希望能对后世中医发展有所借鉴，尽自己绵薄之力。

从医 67 载，有许多老师、领导、同事、朋友的帮助和支持，使我终生难忘。文集中特意收录了一些师友纪念文章，以表达我对师友的谢意。

"问道岐黄至皓首，人生八十一挥间。医道门前挂个号，一脚尚在门外边。研古渐深方悟细，临床愈久方知难。岐黄医学真宝库，期盼后学创新天。"我今已是耄耋之年，若蒙上天垂爱，多假我以时日，当以"不待扬鞭自奋蹄"之精神，将自己所学所知传承下去，让后人珍惜我们伟大的宝库，愿以此与大家共勉。

石国璧

书于戊戌年（2018）秋

目　录

学术经验篇

师友纪念篇

回望中医篇

传承集萃篇

学生感言篇

学术经验篇

中医治疗白喉 50 例疗效观察

中医治疗喉证历代有着丰富的经验，论著颇多，但白喉专书则以张善吾的《时疫白喉捷要》为首，有关这方面的专著还有郑若溪所著《喉白阐微》、刘昌祁所著的《白喉治法要言》等，中华人民共和国成立前福建、广东等地先前报道中医治疗白喉疗效显著。我们于 1964 年 5 月初至 6 月底在某发病地区建立临时医院收治白喉患者 63 例（内有家庭病床 6 例），50 例已治愈出院，7 例尚在继续治疗中，6 例家庭病床我们进行了系统的观察，均获得了显著效果，无一例死亡。我们选择了纯用中药的 46 例及辅助西药的 4 例，本文就此 50 例分析报道，供同志们参考并希指正。

一、病例分析

（一）一般资料

本组病例中男性 21 例，占 42%，女性 29 例，占 58%。年龄最小者 4 岁，最大者 38 岁。按年龄计：4 岁 1 例，5 岁 2 例，6 岁 1 例，7 岁 3 例，8 岁 1 例，9 岁 3 例，10 岁 3 例，11 岁 3 例，12 岁 7 例，13 岁 3 例，14 岁 4 例，15 岁 2 例，16 岁至 20 岁 9 例，21 岁至 25 岁 5 例，26 岁以上 3 例。其年龄分组是：4~7 岁 7 例，占 14%，8~15 岁 26 例，占 52%，16 岁以上 17 例，占 34%。本组病例中单纯咽白喉 44 例，咽喉白喉 1 例，鼻咽白喉 4 例，会阴白喉 1 例。收治的 63 例中有三家多发户，两家各 3 人，一家 2 人。

（二）症状及体征分析

发病时的主要症状为：咽痛（49 例占 98%），发热（48 例占 96%）、头痛（45 例占 90%）、咽下痛（41 例占 82%）、疲乏（38 例占 76%），精神不振（32 例占 64%），食欲减退（24 例占 48%），音嘶声粗（17 例占 34%）。

主要体征为：咽部扁桃体或会阴部出现假膜（50例占100%），扁桃体肥大（47例占94%），颈淋巴结肿大（32例占64%），颌下淋巴结肿大（21例占42%）。

（三）病因病机及辨证治疗

1.病因病机

外因时令不正，疫气流行，内则肺胃蕴热，熏蒸咽喉，肿溃发腐作白。

2.辨证治疗

（1）蕴热毒盛，肺胃火炽：头痛壮热、咽喉肿痛、吞咽困难、眼红面赤、口渴便结、白膜厚而面积且广、舌质尖边赤、苔薄白或黄燥、脉息多数或洪实而大者内服活命饮，含化六神丸，外用吹喉散。

（2）邪热尚存，肺阴偏亏：咽喉肿疼，咽物尤甚，发热头痛，热势不重（38.5℃以下）白膜面积较小且薄，脉细数，苔薄白或舌净质红，证属邪热蕴毒之始，或服活命饮，邪热已退者，内服养阴清肺汤，含服六神丸，外用吹喉。

（3）邪热未净，阴气未复：咽喉疼轻或有发热头痛，全身自觉症状基本消失，白膜尚留残痕或已完全脱落，脉略数，苔少尖赤或服以上二方邪热未净，阴气未复者服养阴清肺丸等或善后养正汤，酌情使用吹喉散。

二、治疗结果

1.临床症状消失情况

患者入院后立即服药，经过治疗，主要症状多于3~4日内消失，热退身凉，精神好转，食欲增加，大便转调，小便清长。个别病例在治疗中体温波动，有些症状重现或加重。在我们的观察中见到部分病例扁桃体肿大延续不消，询问既往史，多有慢性扁桃体炎的历史。

2.假膜消失情况

中药治疗后假膜于一日内完全消退者4例占8%，开始消退者30例占60%，其余20例均在三日内开始消退。平均假膜消失日为6.42天。其中有5例假膜反复出现，有1例反复出现3次，拖至31日始完全退净，若按第一次之消失日计算，则修正之平均假膜消失日为3.95天。至于假膜反复地出现，可能与治疗不彻底及使用的方法、停药的迟早等有关系。

3. 合并症

本组病历中合并咽腭肌麻痹者 5 例占 10%，合并支气管肺炎者 1 例占 2%，无一例发生心肌炎。

三、使用的主要方药

1. 养阴清肺汤（主方）

| 生地五钱 | 玄参四钱 | 麦冬三钱 | 丹皮二钱 |
| 杭芍三钱 | 薄荷一钱 | 甘草一钱 | 贝母二钱 |

水煎分三次温服，一日一剂，重症一日二剂。

加减：喉间肿甚者加生石膏；大便燥结数日不通者加大黄；小便短赤者加木通；燥渴者加天冬、马兜铃；面赤身热者加银花、连翘。

2. 活命饮

生地一两	玄参八钱	板蓝根三钱	马兜铃三钱
瓜蒌三钱	杭芍三钱	川黄柏二钱	生山栀三钱
生石膏一两	龙胆草二钱	甘草二钱	

水煎分三次服，一日一剂，重症一日二剂。

本方用于蕴热毒盛，肺胃火炽者或养阴清肺汤证延误数日，症已危急之患者。

加减：大便闭塞，胸下满闷者加枳实；大便数日不通而腹又胀者加莱菔子、生大黄，小便短赤者加知母。

3. 善后养正汤

生玉竹五钱	制首乌四钱	当归三钱	熟地四钱
女贞子三钱	生地二钱	山药四钱	茯苓三钱
麦冬二钱	白芍二钱	天花粉二钱	甘草二钱

白喉愈后，若有余热未退者可服数剂，一日一剂。

4. 吹喉散

| 牛黄二分 | 生珍珠二分 | 元寸二分 | 白矾二分 |
| 熊胆二分 | 人中白一分 | 硼砂三分 | 冰片一分 |

以上为一料，共为极细末每日少许（约2~3厘）吹入喉中，一日三次。

5. 六神丸

采用六神丸，每含化10粒，一日二三次。

6. 针灸

天容（双）合谷（双）重刺激，不留针，临床观察例数太少，难以肯定效果。

7. 其他用药

精制白喉抗毒素、青霉素、维生素丙及乙，前二者与中药并用4例，欲进行对比，经观察与单纯用中药者无明显差异故未专题讨论。

除此之外，对发热体温较高的患者给予临时处理，这些处理包括：注射复方氨基比林、口服或注射氯丙嗪、少商放血、酒精擦背等，视病情酌情选用其中之一、二法或全用。

四、诊断标准与治疗标准

1. 疑似白喉

（1）有接触史或接触史不清，临床症状符合，涂片镜检找到似白喉棒状杆菌或亚碲酸钾液涂抹阳性者。

（2）有接触史临床症状不典型、涂片阳性，亚碲酸钾液涂抹阳性者。

（3）有接触史或接触史不清，扁桃体、咽喉、悬雍垂、软腭等处有假膜（流行区）。

2. 确诊白喉

（1）有接触史或接触史不清，临床症状符合，细菌培养阳性者。

（2）有接触史，临床症状不典型，细菌培养阳性者。

五、讨论

1. 中药治疗白喉的作用讨论

咽喉者阴阳升降之路，咽以胃为主，喉以肺为宗等。人感瘟邪，肺胃首当其冲，肺胃热盛，熏蒸咽喉，又少阴之脉循喉咙，系舌本，故白喉病又易犯心经。白喉初起，恶寒发热，头痛咽痛、身疼背胀，进而大便干燥，小便短赤身热更甚，烦渴引饮，舌苔薄白，舌质淡红，脉数，经过三四日，舌质渐红，尖赤或略绛，此系胃火炽盛，肺阴偏亏，阴液亏损之象，治宜养阴清肺，不可用辛散之品，更伤阴耗液，这是前人治疗白喉的宝贵经验。

此次我们采用养阴清肺汤治疗白喉，收到了满意的效果，在治疗中无一例死亡及心肌炎发生，更证明前人经验的可贵，值得我们深入研究思考。当白喉强烈的外毒素被吸收进入血液循环产生严重的毒血症后，注射白喉抗毒素可中和血液中游离的白喉外毒素。服中药后血液中的毒力是否消失，限于条件我们未能测定，但服药后毒血症状迅速消失，一般症状亦相继改善。服药后一般先解出结粪，继则大便明显变软，小便由短赤变清长，此即地道通而肺气行。从我们可选用的药物来看，皆以滋阴生津、清热解毒为主，据此推测中药可能缓解毒素对脏腑的刺激，加速毒素的排泄，改变了人体病理现象，增强了机体抗病的力量而使病菌死亡、假膜脱落、毒血症状迅速消失，而使神经与心脏受累的机会也大大减少。我们经治的 63 例（即将出院和家庭病床包括在内）尚未发现合并心肌炎或因心肌炎而死亡，仅 5 例（占 10%指本组病例）合并咽腭肌麻痹，并已逐渐恢复。

2. 药品的用量

在我们治疗观察中体会到，白喉用药应用重剂。剂量不足，犹比杯水车薪，无济于事，不但效果不显反而会贻误病机。不仅剂量要大，而且投药宜早。治疗愈早，收效愈快，丁甘任先生曾说"救病如救火""走马看咽喉""用药贵于迅速，万不可误失时机"。我们在治疗中根据前人经验，辨证施治，尽早地给予大剂量养阴清肺、清热解毒之剂，必要时加倍使用，效果卓著。我们给予 10 岁左右儿童的剂量与成人剂量相差无几，六神丸的用量亦大，远超过了说明书上的剂量范围。

酌情尽早给予足量的药物，这与西医治疗白喉的用药观点是一致的。西医主张根据假膜出现的时间与它所侵蚀的范围而尽早地注射足量的抗毒素，且注射剂量与年龄大小有关，注射愈早，剂量愈足则收效愈大。用中药亦充分体现了此法。

3. 按西医咽白喉之临床分型用药规律的观察

（1）轻型：假膜范围限于扁桃体、体温 38.5℃以下，咽喉疼痛、头晕头痛、乏力、食纳减少、苔薄白或淡黄、脉细数有力，病初发者以养阴清肺为主，辅助给予六神丸含化，吹喉散吹喉较适宜。

（2）重型：假膜除扁桃体外并很快漫延至咽后壁及悬雍垂，一般情况不佳、心跳增速、心音低钝、身热 38.5℃以上、口渴多饮、食纳减退，精神不振或嗜睡、脉洪数、苔黄燥、舌质尖边赤者宜活命饮为主，并给予六神丸含化、吹喉散吹喉，其剂量与给药次数均增加。待病情好转后改服养阴清肺汤。

同时起病后养阴清肺证延误数日而症状加重者宜服活命饮。

（3）中毒型或急性型：起病险恶，假膜广泛。中毒症状严重、高热、烦躁不安或神志朦胧嗜睡者用大剂养阴清肺、清热解毒之剂，并给予临时对症处理及西药支持疗法。

4. 假膜再现与养阴清肺丸的关系

养阴清肺汤与养阴清肺丸药味相同，唯剂型服法有异。此次治疗中我们以养阴清肺汤为主药，当症状减轻、假膜消失后改服养阴清肺丸以巩固效果。大部分病例服汤剂的时间均在一周以上。以后改服丸药均取得了预期的效果。唯有 5 例因于服汤剂 2、3 日后假膜完全脱落或基本脱落，症状减轻。自觉良好而改服丸药，每次 2 丸，一日 3 次，服丸药 2、3 日假膜再出现，症状复又加重，我们又改服养阴清肺汤，一周内逐渐痊愈。此事实表明汤剂效果明显，丸药吸收缓慢，作用亦缓。若在病情初愈之时，过早地以丸代汤，图其方便省事，往往导致死灰复燃，病情恶化。

六、小结

（1）本文报告的 50 例以中药治疗为主，中药中以养阴清肺汤为主，辅以六神丸含化、吹喉散吹喉，肯定了中药治疗白喉的显著效果、无一例死亡。

（2）本文报告的 50 例假膜平均消失日为 6.42 天，若将复发两次以上的 5 例皆以其第一次之消失日计算，则其修正之假膜平均消失日 3.95 天。

（3）本文对中医治疗白喉的作用机制进行了探讨，并总结了用药规律及药物剂量、药物剂型对疾病治愈的意义。

主要参考资料

（1）白喉治法要言，清·刘昌祁著。

（2）喉白阐微，清·郑若溪著。

（3）尤氏喉科秘书·咽喉脉证通论，清·尤乘编。

（4）图注喉科指掌，包永泰著。

（5）重楼玉钥，清·郑梅涧著。

（6）喉科心书（手抄本），北京市图书出版业同业公会印刷。

（7）中医喉科学讲义，中医学院试用教材五院代表会议第一次审。

（8）北京中医学院传染病学讲义。

（9）渭源县中医防治白喉方案。

（甘肃省中医院白喉防治组，石国璧、唐士诚、吴仲如，

1964 年 7 月 8 日）

"胃气"初探

"胃气"在中医学理论中占有极为重要的地位。自《内经》《难经》问世以来的数千年间，虽医学论著浩如烟海，医林人物万千，但很少有不谈及"胃气"的。"有胃气则生，无胃气则死""存津液，保胃气"这些观点，犹如一根主线，贯穿于整个中医学术思想之中。

"保胃气"并非仅仅是"补土派"的观点，自古至今，虽则医家辈出，流派林立，然而对于"保胃气"则所论略同。大凡医家，无有不重视"保胃气"者。故能充分发扬"保胃气"这一学术思想，对进一步探讨中医学的理论体系，提高临床疗效，增强人民健康水平，将起到积极的作用。本文试就这一问题，作一初步探讨，希同道指正。

一、"胃气"的生理概述

（1）"胃气"有狭义和广义两种含义。狭义的"胃气"是指脾胃的消化功能；广义的"胃气"则是指人之正气，即人体的生理功能而言。人体的脏腑之间是密切联系、息息相通的，正气的维持健旺有赖各脏腑共同作用来完成，而其中"胃气"的正常生化，则又占有重要的位置。《中藏经》中说："胃者人之根本，胃气壮，五脏六腑皆壮也。"人之所以能够生存，在很大程度上是依赖后天生化之源，生生不息，以滋养于身。所以《素问》说："平人之常气禀于胃，胃者平人之常气也。"通过对胃气的观察，可以窥探人之总体虚实盛衰的概况。

（2）"胃气"是由五谷之气与自然之气变化而生以养五脏。《灵枢·五味篇》曰："胃者，五脏六腑之海也，水谷皆入于胃，五脏六腑，皆禀气于胃。"喻嘉言在《医门法律》中说："四气无土气不可，五脏无胃气不可。"因此，万物于人身之贵者，莫若水谷；诸气于人身之要者，无如胃气。

（3）人身之精、神、气、血、荣、卫，都是在"胃气"的基础上与他脏化生而出，从而形成不同的生理功能。胃土居中，以灌四旁，五脏皆禀胃气以行生化之机。心无胃养，无以变神明；肾无胃滋，无以藏精髓；脾无胃养，无以行运化；肺得胃滋，主气而行制节；木得土培，始可生发以行春令。荣者水谷之精气，卫者水谷之悍气。胃为津液、宗气所出之处，气血之大源，人身之重要物质，无一不是在"胃气"的基础上产生的。所以"胃气"强壮，精神气血就会旺盛；反之，"胃气"一衰，这些物质生源受碍，正气必虚，疾病亦随之而来。"胃气"于人身实为至关重要，诚如李东垣在《脾胃论》中所说："胃气者，谷气也，荣气也，运气也，生气也，卫气也，阳气也。"

二、"胃气"在辨证论治上的重要性

1. 诊断

中医在诊断过程中，审查权衡"胃气"之如何，是决断疾病之顺逆、死生的重要问题。《内经》关于色脉之"胃气"言之最多且详。其中"胃气"不仅在色脉上可以表现，而且在闻诊、问诊上同样能表现出来。

（1）望诊：人五色隐于面，各有所属。正常人的气色，应是红白明润，里透黄色。黄为土之色，明爽润泽者，是为有"胃气"，若为枯而不润土色，既是缺乏"胃气"。《内经》所谓："夫精明五色者，气之华也……黄欲如罗裹雄黄，不欲如黄土。"即是此意。

又如正常舌色是舌质红润兼有薄白之苔，若苔白如碱、苔黄滑腻、苔黄而干或舌干其色不荣、舌绛中干、舌光无苔等多为胃气伤或败之征。

（2）闻诊：声音主于肺，发于喉而根于胃。声音贵洪亮而有根气。一般来说，若偏于实证者，声亢息粗；偏于虚证者，声低息微。即使是虚证，病情未至重笃，虽声低息微，当有根气，说明尚有胃气。倘若声微息短，或喘息不接，毫无根气，往往是肺肾亏极，胃气将败之征。

其次从体内排出的气物，各有一定的气味，但是都应纯正，不当有奇臭怪味。假若恶臭乖异，或水谷杂下毫无粪臭，往往是脾胃被伤，甚至为胃败之象。

（3）问诊：纳谷佳与不佳，纳而化与不化，以及寒热之微甚等情况，都能反应胃气盛衰。如《伤寒论》曰："伤寒始发热六日，厥反九日而利。凡厥利者，当不能食，今反能食者，恐为除中，食以索饼，不发热者，知胃气尚在，必愈，恐暴热来出而复去也。"仲景以能食与不能食，食后发热与否，以探查胃气之存亡，从而推断疾病之预后。张介宾在《景岳全书》中说："如五脏胃气之病，则及气短气夺而声哑喘急者，此肺之胃败也；神昏失守，昏昧日甚而畏寒异常者，此心之胃散也；躁扰烦剧，囊缩痉强而恐惧无已者，此肝胆之胃败也；胀满不能运，饮食不能入，肉脱痰壅而服药不应者，此脾之胃败也；关门不能禁，水泉不能化，热蒸不能退，骨痛之执不能禁者，此肾之胃败也。"由此可见，五脏之胃败不但从脉可探，由证更可见。

（4）切诊：时序有春夏秋冬，脉体有弦、勾、毛、石，但必见"胃气"，乃为顺证。《素问·平人气象论篇》曰："春胃微弦曰平，弦多胃少曰肝病，但弦无胃曰死……夏胃微勾曰平，钩多胃少曰心病，但钩无胃曰死……长夏胃微软弱曰平……秋胃微毛曰平，毛多胃少曰肺病，但毛无胃曰死……冬胃微石曰平，石多胃少曰肾病，但石无胃曰死……"由此可知，胃气乃脏器之根，不可少，不可无，少则病，无则死。胃少则邪实，胃无则气绝，即所谓真脏之脉出现。

夫所谓有胃气之脉，大致脉之来，皆须兼有柔和之气，和缓之象。如《素问·玉机真脏论篇》云："脉弱以滑是有胃气。"《灵枢·终始》云："邪气来也紧而疾，谷气来也徐而和。"是皆胃气之谓。

无胃气之脉，即是真脏脉。如但弦、但钩、但毛、但石之类，或如雀啄、屋漏、弹石、解索、鱼翔、虾游之类。或如乍数、乍疏，脉无伦次，完全失去柔和和缓之象，都是无胃气之死脉。证明后天之生机已绝，多属败候。

除气口、人迎之外，古人尚诊趺阳脉，以查胃气之盛衰。足阳明胃经动于此。夫胃为水谷之海，人之所主，若胃气已惫，水谷不进，谷神已去，其脉不动而死也。如《伤寒论》曰："趺阳脉浮，浮则为虚，浮虚相搏，故令气饷，言胃气虚竭也。"

2. 治疗

（1）疾病的过程，包括正与邪两个方面的消长。我们治疗的最终目的是解除邪气、扶助正气，祛邪是为了扶正，扶正以利祛邪。但是，正气的强弱在很大程度上，取决于胃气之盛衰。"邪之所凑，其气必虚"，邪之所以能伤人，往往总是由于正气先虚。正之与邪，正气是主要方面，所以中医治病常常是从患者之虚实情况考虑治疗。但是扶正的关键，又在于调养胃气为本，尤其在邪去正气未复，或诸般虚症时更是如此。人之正气一虚，诸证便见，然而只要抓住调养胃气这一环节，就可以在错综复杂、繁扰纷纭的病情中，立于主动之地。所以孙思邈说："五脏不足，宜养于胃，胃调则五脏安定，血脉和调，精神乃居。"此诚经验之谈。试看历代名家，大凡善治内科杂病者，无有不善于养胃。临床上所用的培土生金、扶正固本、补土制水、补中益气等法，均属此类，若用之得宜，定能应手取效。

（2）一部《伤寒论》始终贯穿着一条主线——存津液，保胃气。这一中心思想，贯穿于仲景的整个论著中。甚至在某些条文的排列上，也可以看到重胃气的一面。在《辨脉法》与《平脉法》篇中，每每提出辨别胃气虚实之法，提示存津保胃之要领。即使在组方中，亦源寓此义。

试观桂枝汤，为仲景群方之首，乃调和荣卫、解肌发汗之要方。于《伤寒论》中用之多而广，变局加减亦复不少。本方解肌发汗以疏表，养胃扶正而安内，调和荣卫即可以补益气血，确有养胃之功。再观桂枝汤服法，更啜热稀粥以助药力，盖使谷气内充，鼓胃气，不但易为酿汗，更使既入之邪勿复留，将来之邪勿复入也。可见仲景治外不忘内，解表亦顾胃，其意义深矣。

白虎清热，承气攻下，都是为了存津保胃。阳明热邪漫散，燥热灼津，必以白虎清之；若热邪结实，胃气不顺，须以承气攻之，使结实热邪顺肠传导而下，以求胃气得顺。然而邪重热轻，疾必不解；若邪轻药重，胃气被戕，故承气又有大、小、调胃之分。攻之是为了存津保胃，服汤"得下余勿服"者，又恐过伤胃气也。至于白虎加人参，又是于清火中存津顾胃，于攻实中虑虚益气。同时甘草、粳米调和中宫，寒剂得之缓其寒，苦药得之平其苦，使之无伤胃气也。倘胃中虚热痞结，则以泻心汤治胃中寒热不和，以调胃气。瓜蒂散亦系治胃家实，用吐法以保胃气。其"吐乃止"者，恐伤胃中之气也。

理中、健中、吴茱萸等汤，又是救胃气之偏于寒者。另如小柴胡汤用人参、十枣汤中用大枣，皆寓护正保胃之意。

至于《伤寒论》条文中，提出保护胃气的明诫亦不在少，如"太阴为病，脉弱，其人续自便利，设当行大黄、芍药者，宜减之，以其人胃气弱，易动故也。""太阳病发汗后，大汗出胃中干，烦躁不得眠，欲得饮水者，少少与饮之，令胃气和则愈。""发汗后恶寒者虚故也，不恶寒但热者实也，当和胃气，属调胃承气汤证。"

后世制方用药中，亦重视胃气的保护，方剂中十有六七，多有甘草或加姜枣，一调和诸药，一以益胃缓中。同时于补滞剂中，多加渗利或调气之品，如六味地黄丸中之用苓、泻，归脾汤中用木香。于用药中如砂仁拌熟地，吴茱萸炒黄连，均寓有保胃之意。且使方活而不死，借以加强药力。

（3）温病学中向来重视养阴保津。喻氏说："人生天真之气，即是胃中津液是也。"胃乃津液之本，温病在津液未伤之先，慎汗即是保津；阴液既伤之后，养阴首宜养胃。至于热病之后期，滋阴更需注意胃气，否则滋腻胶结，胃气不苏，水谷难进，津液何来。

（4）胃气强壮与否，直接影响治疗效果。因为药饵谷食，必先入胃，赖胃气以行药力，方达病所，调理阴阳寒热之偏。故胃气强壮，治疗易愈，胃气一败，药亦难效。徐东皋曰："凡治病，胃气实者，攻之则去，而疾恒易愈；胃气虚者，攻之不去，盖胃本虚，攻之则胃气益弱，反不能行其药力，而病所以自如也。"的确，在临床治疗中，若中焦无损，胃气尚壮，处方用药顾虑较少，倘辨证用药无误，常能取效。

用药如此，就是针灸治疗，也未尝不重视胃气。俗话说："要使身体安，三里常不干。"有人主张，经常针灸足三里穴，确能起到强身保健的作用。足三里是足阳明胃经的要穴，针之灸之，可以调理胃气，实者泻之，虚者补之，胃气因和，后天得培，获益无穷。在针灸治疗中，足三里穴运用相当广泛，配合内关穴可治心脏之疾，配中脘穴可疗脘腹之患；配阳陵泉、曲池、合谷、大椎诸穴可治外感退寒热，配阴陵泉、三阴交及背俞诸穴，可治内伤、虚损。当然虚实寒热，补泻有异，但由此可见针灸疗法重视胃气之一斑。

气功强身延年，人人皆知。气功家向来重视"精、气、神"。称为人身"三宝"。如上所述，精充则气足，气足则神旺，精虽主于肾，但"肾受五脏之精而藏之"，必赖后天之源以补充。同时我们看到，气功对于增强胃气之作用，是相当显著的。练过气功的人大概都有这样的体会，在练功一段时间后，饮食倍增，大便通畅，足证其增强胃气之功。胃气强壮，后天之源旺盛，精神倍增，气血调匀，身体何有不健。

（5）治胃的原则

关于治胃之法，前贤已有确论。仲景《伤寒论》已立治胃之大法。东垣开创脾胃之论，其所拟补中益气、升阳益胃等方，诚补前人之未备。然而，东垣详于治脾，而略于治胃耳；叶天士治胃立论，又补东垣之不足。此外张子和的吐法、下法，以及张介宾的"五脏互为相使"，能调五脏即所以治胃等论，都属于治脾胃之法则。盖胃属戊土，脾属己土，戊阳己阴性各有别，脏宜藏，腑宜通，使用各殊。胃主纳谷，脾主运化，"脾宜升则健，胃以降则和"胃气以降为顺，以通为用，不通不降即为病。胃虚胃实，胃寒胃热，皆可碍其下降之能，治当分清虚、实、寒、热以调之，实者泻之，虚者补之，寒者热之，热者寒之，但令其和，即可通可降，营运不息。

3. 结束语

胃是水谷之海，气血、宗气所出之处，五脏六腑之大源。胃气是人赖以生存的根气，只可养，不可伤。因此在诊断上要审查胃气，在治疗上要顾盼胃气，在养生上要调摄胃气。胃气强壮，则气血充旺，五脏和调，精力充沛，病邪难侵，可却病延年。所以胃气是诊断、治疗和养生学中的关键问题，是解决某些疾病的一个重要的方法和途径。绝非是所谓"补土派"所能代表。

中医重视胃气之思想，源自《内经》或者更早，其后张仲景、李皋、薛立斋、张景岳、周慎斋以及张璐等人，均有发挥，他们处方用药虽有不同风格，如东垣于脾胃之治，善于升阳，偏于温燥；薛、周二氏善调虚损，好用六味、补中益气等方；景岳善调脾胃，偏于温补；张璐宗传温补，喜用古方，更善于运用六君、保元等汤。他们各有所长，各有所偏，但重视胃气则一。诚然养胃气，是"补土派"产生的思想基础，但是重视胃气，绝非仅此一派，而是各派、各家共同之所宗。试看，朱丹溪为"补阴派"之大旗，叶天士为温病学之大家，他们对"胃气"都极端重视。

总之，"伤寒学派"与"温病学派"在辨证用药上虽有所不同，但是对于存阴保胃，亦当无异；"滋阴派"与"养阴派"，向来互有争论，但对勿伤正气之诚，亦无两意，不过一则反对过用香燥恐伤肾阴胃液，一则反对滋腻寒凉虑伤胃阳而已。所以我认为，"存津液，保胃气"是各种流派统一认识的思想基础和原则。

至于"补脾不如补肾"与"补肾不如补脾"之论，我认为勿自执偏，当以辨证为主，尊重病情事实，肾虚补肾，脾虚补脾，并宜兼事调理胃气。否则胃气不和、滋补肾阴、徒令凝滞、温补脾阳、反劫胃阴，致使食少纳呆、生源渐衰、病将何愈。

重视胃气，是中医学理论上重要的一章，在临床实践中起着很大的指导作用。

当前提倡研究中医学的基础理论，认真讨论这个问题亦有必要，本人不惜浅陋，谈了一点学习体会，仅作抛砖引玉，敬请同志们批评指正。

题记：此文曾经任应秋老师、李介鸣老师审阅指导，特此致谢。

（石国璧、张秀娟，1984 年）

近年来中医药治疗肿瘤的进展

迄今为止，人们尚未找到治疗肿瘤的有效手段。虽然检查诊断技术发展很快，但是治疗方面仍然没有新的突破。许多国家癌症死亡率呈上升趋势。我们国家许多人都在探索用中医中药治疗肿瘤，在某些方面有些进展。

目前我们国内还无独立的中医肿瘤医院，但许多肿瘤医院都有中医科，中医和西医密切配合进行中医药治疗肿瘤的探索。

一般是在以下情况下找中医治疗：手术后，放疗、化疗时，有反应需要服中药，减轻反应，支持放、化疗进行下去。

晚期肿瘤，失去手术机会，用中药治疗，延长患者生命。

中医治疗肿瘤的常用方法

中医治疗肿瘤的常用方法有，扶正培本、活血化瘀、清热解毒、化痰软坚等方法。有时单用，有时综合应用。主要根据患者的情况决定。

1. 扶正培本

近年来用得比较广泛，肿瘤多发于 40 岁以后，是因为正气不足、元气受损。所以肿瘤无论早、中、晚期，只要没有实热证的表现，都可以应用扶正培本的方药。对改善症状、提高疗效、延长寿命都有一定的作用。

服用这类中药以后：

（1）能够提高免疫能力。补气补血药如黄芪、党参、茯苓煎剂可以提高人的 E 玫瑰花结形成率和淋巴细胞转化率；当归、白芍、熟地等药亦有增强免疫的作用。四君子汤、四物汤、六味地黄丸、参附汤等，都有提高机体免疫功能的作用。

（2）补中益气汤能改善荷瘤小鼠的蛋白代谢，增加白蛋白／球蛋白比值。

（3）实验和临床证实，补气和补肾阳药，能增强垂体－肾上腺反应功能。

（4）保护骨髓功能，减轻放疗、化疗不良反应。中国中医科学院广安门医院报告，用脾肾方（党参、白术、茯苓、山萸、女贞子、枸杞子、菟丝子、补骨脂、竹茹、鸡内金）治疗由化疗引起的白细胞减少的症状，使三期胃癌患者于术后有 90.9% 能坚持完成化疗，而单纯化疗组仅有 39.13% 完成化疗。远期疗效也好。动物实验发现该药有促进骨髓干细胞的增殖作用。

（5）能够延长生存时间。瑞金医院报告对晚期胃癌患者使用扶正中药或中药结合化疗，生存期均较单纯化疗组长。

2. 活血化瘀

肿瘤患者多有血瘀，活血化瘀早已广泛用于临床。近年，有人就活血化瘀法治疗肿瘤的机制，根据文献归纳为以下几点。

（1）改善血液流变性。之前观察 43 例有紫舌及非紫舌，但血液流变学异常的患者，经活血化瘀治疗后，紫舌改善，血液流变学趋于正常。

（2）扩张血管，改善血液循环，提高癌细胞含氧量，增强放疗、化疗对癌细胞的杀伤作用。这些药物如穿山甲、水蛭、莪术、桃仁、益母草等具有明显效果。

（3）调节免疫功能。此类药对免疫功能有双重影响，既有免疫抑制作用，又有增强免疫功能。遵义医学院报告，莪术能产生明显的免疫保护作用，使荷瘤动物的存活率提高。

（4）破坏肿瘤细胞。有报道指出穿山甲、土鳖虫、水蛭、蜈蚣、全虫、丹参、赤芍、红花、三棱、莪术等药对肿瘤细胞有一定的抑制作用。

（5）调节内分泌。动物实验证明：活血化瘀药使尿 17- 羟、17- 酮与游离反应素明显提高，因而对乳腺癌、前列腺癌等激素依赖性肿瘤发挥作用。

另外，近年来，一些有毒的中草药也能够治疗肿瘤，引起了人们注意，如斑蝥素及其衍生物、瓜蒂提出物等治疗肝癌，砒石、巴豆外用治疗肿瘤等，取得一定效果。

临床中医治疗时，多是扶正与攻邪综合运用，许多中草药是一药多效，如鳖甲既能滋阴，又能软坚散结；薏苡仁能健脾利水，又能利湿排脓。临床贵在辨证施治。

北京中医药大学杨作益教授，把近年来我国用中医药治疗肿瘤的进展，进行了总述，比较全面，以上材料多引自他的报告，大家可以参阅。

中草药制剂"复方前列康"治疗慢性前列腺炎

慢性前列腺炎，是泌尿科的一种常见病，尤其是中老年患者更多，患者很痛苦，但是缺乏有效的治疗药物。有鉴于此，我们研究用纯中药制剂"复方前列康"，试用于临床，从 1990 年 10 月至 1991 年 8 月，共治疗慢性前列腺炎 30 例，取得了比较满意的效果。报告如下，请同行们指正。

一、临床资料

本组 30 例，年龄 20~40 岁 12 例，41~50 岁 8 例，50 岁以上 10 例。病程最长两年半，最短 1 月，临床症状有：排尿不畅 20 例，尿末滴白 8 例，排尿不尽 14 例，尿频尿急 12 例，腰酸痛 12 例，下腹胀痛 10 例，腹股沟痛 16 例，会阴痛 12 例，睾丸痛 8 例，尿道烧痛 24 例，遗精 4 例，头晕乏力 10 例。肛诊：前列腺正常大小 12 例。Ⅰ度增生 10 例，Ⅱ度增生 8 例。实验室检查，治疗前列腺液镜检：脓细胞满视野 8 例，20~30 个 14 例，10~20 个 6 例，10 个以下 2 例。卵磷脂小体少量 8 例，中等量 20 例，大量 2 例。4 例前列腺液细菌培养有金黄色葡萄球菌生长。

二、治疗方法

复方前列腺康片 2.1 克（0.35 克 × 6 片），每日 3 次，30 天为 1 个疗程，其中治疗一个疗程 10 例，2 个疗程 6 例，3 个疗程 14 例，每个疗程结束后复查前列腺液镜检及细菌培养。

三、疗效标准

（1）治愈：症状消失，前列腺液脓细胞在 10 个以下，细菌培养阴性。
（2）好转：症状有不同程度的改善，前列腺脓细胞在 10~15 个。
（3）无效：症状改善不明显，前列腺脓细胞无明显变化。
（4）复发：停药后症状复发。

四、结果

疗程结束后对照疗效标准，治疗后症状消失情况见表 1，治疗后前列腺液镜检情况见表 2。结果治愈 14 例，治愈率 80%，好转 6 例，有效率 100%，观察随访了 3~10 个月，复发 4 例，复发率 13%，服药中，除 4 例有轻微上腹不适、恶心外，其余无任何不良反应。改用鲜姜汤送服后，胃区不适感减轻。

表 1　治疗后症状消失情况

	排尿不畅	尿末滴白	排尿不尽	尿频尿急	腰酸痛	下腹胀痛
病例数	20	8	14	12	12	10
症状消失例数	14	6	8	10	8	10
	腹股沟痛	会阴痛	睾丸痛	尿道烧痛	头晕乏力	遗精
病例数	16	12	8	24	10	4
症状消失例数	14	12	8	20	7	4

表 2　治疗后前列腺液镜检

	脓细胞满视野	20~30	10~20	10 以下
治疗前例数	8	14	6	2
治疗后例数	0	0	6	24
	卵磷脂小体少量	中等量	大量	细菌培养阳性
治疗前例数	8	20	2	4
治疗后例数	0	4	26	0

五、讨论

慢性前列腺炎是泌尿外科常见病，但目前尚无较满意的治疗效果。临床应用的药物很多，但都存在着疗效不满意、不良反应多、容易复发的问题。应用传统中医中药治疗不失为一种有效的治疗办法。

前列康是单一植物药粉制剂。主要成分有 21 种氨基酸，除维生素 K 以外的各种维生素、多种微量元素和 50 余种生物活性酶等。国内临床上目前主要用于治疗前列腺增生症效果良好，但对慢性前列腺炎的治疗效果欠佳。复方前列康是在前列康成分（花粉）基础上，加入活血祛瘀、清热利水的中草药成分。通过临床应用证明，该药可使临床症状明显改善。治愈率及有效率与目前应用的其他治疗慢性前列腺炎药物比较，效果更好。该药为纯中草药花粉组方。有关资料表明，河西所产的高原花粉，无污染，含有特殊的有效成分，不含其他合成药物，能长期服用，无毒性反应和不良反应而疗效显著，颇受患者欢迎。因此，我们认为该药是治疗慢性前列腺炎较好的药物之一。

（中国甘肃，石国璧、吴尚智、石钢、张秀娟）

澳大利亚黄崙教授的整体疗法

笔者最近应邀去澳洲讲学，有幸访问了澳洲中医药研究院。对黄崙院长的学术思想和诊断、治疗特点，进行了初步的学习和了解，认为很有必要向国内同道进行介绍和推广。

黄崙先生1949年在香港创建"武德馆""中医药研究院""针灸研究所"，一方面研究武功、培养学生，一方面从事中医治疗和中医药学研究。1974年移居澳洲，创办"澳洲中医药研究院""附属中医学院""澳洲针灸研究所""澳洲武德会""澳洲中医公会"，并亲自担任院长、所长、会长，培养了不少中医和武功学生，可谓"桃李满天下"，学生遍及许多国家，治疗患者成千逾万。近年来又到美洲、欧洲、非洲、亚洲及中国台湾等地讲学治病，引起了大家很大兴趣。他扎扎实实地把中医药推向世界，在中国香港和澳洲建立了中医药临床和教学基地，他为中医药事业的发展做出了很大的贡献。兹根据笔者的了解试作一介绍，错误之处尚祈黄先生及了解他的同道们指正。

一、黄崙先生的人体整体观

黄先生继承中医理论，认为人体是一个整体，互相联结不可分割。同时他认为人体一半是生理、肉体方面的，一半是精神、心理方面的。一般我们在临床中，往往注意到生理、肉体方面的病理改变，而对心理、精神方面的病理改变不大注意或忽略。我们都知道，七情所伤，伤于内，为害甚于六淫。但在治疗时往往忽视这方面的治疗，检查时也忽视这方面的检查。

在黄先生的医学思想发展过程中，他阅读了大量的中医书籍，进行了思考，但他的医学思想的特点是，把医学与武学结合起来，把儒医与武医结合起来，经方与民间单验方结合起来，创建出一整套整体辨证和整体治疗方法。

在整体辨证中，运用了武道的辨证，即首需辨姿，看人体姿势正确与否，对称不对称。若分筋错骨，压迫经络，气血不通，服药恐难收效。

进行手术复位，矫正分筋错骨，压迫一去，经络畅通，不药而愈。许多内科病，是由于姿势不正引起的。这一点常被我们内科医生所忽视。

关于整体治疗的方法，黄先生总结了5种：①药物；②针灸；③按摩；④食疗；⑤体疗。体疗分外壮术与内壮术。

黄先生这些年对武功的研究也付出了不少心血。他提出我国传统武功大致可分3种：①方形；②三角形；③圆形。主张取消门户之见，以此三形统之。

他结合多年对武功体育的研究，把人体生长过程分为生、长、化、成、收5段。0~7岁（女7男8）是第1段；8~25岁为第2段；26~40岁为第3段；41~64岁为第4段；65岁以上为第5段。7岁以前为一生成长奠定了雏形，25岁以前是身体成长阶段，此期锻炼应以壮筋肌为主，不应放在练内功，应以练外功为主。26~40岁是变化的阶段，41~64岁是成熟阶段，"身体已达饱和状态，甚至有退化现象，所以此期应以保育为主，研究保养之道，以精神体力合一为主，简称气合功。"（黄崙著《武术手册》1968年）即以炼内壮术为主。65岁以后已进入老年，生理心理变化已不同于青壮年，锻炼和用药都应不同。总之，40岁以前提倡炼外壮，40岁以后重在炼内壮。

黄先生这种分析，发前人所未发，是他从多年的教练实践中总结出来的。

二、整体辨证

黄先生看病注重全身检查，除了问诊之外，望诊很仔细。

（1）看手掌，检查患者时首先看手掌，以辨三焦的情况。一般认为手指代表下焦，手掌前半部代表中焦，后半部代表上焦，色暗者多瘀，清爽者病轻或无病。

（2）按寸口，按传统的脏腑定位，分辨五脏的虚实寒热，尤重心肾二脉的变化。

（3）望舌，除了看舌苔舌质外，一定要看舌下金津玉液处（舌下静脉），若舌下静脉充血胀满，则示下焦有瘀滞，肾经有病。

（4）望眼，看眼珠，除了按传统办法看五轮之外，尤其注意心、肝二经的变化，若内侧白眼珠上有红绿布露，说明心经火旺，若外侧眼珠红绿布露，说明肝经火旺。

（5）看脸部望神色，若面色灰暗，必有情志所伤，一般把人分三种类型：一是重感情型，二是个性强型，三是中间型。重感情型的人，易得心病，个性强的人，易得肝病。先分清属于肝还是属于心经的病，然后结合其他检查，进一步确诊。

（6）躯体检查，看两侧肩胛骨是否对称，脊椎是否端正，这是所有患者必查。黄先生认为，人由于习惯，不自觉地过用一侧手臂，引起脊椎偏斜。肩胛骨不对称，或背部突起。胸椎改变，容易引起胸腹疾患。腰椎改变，容易引起肾经病变。压迫经脉不通，往往引起许多肢体和内脏的病变。纠正以后，可以收到立竿见影的效果。

黄先生结合武功知识，注意检查筋骨的改变，对全身的影响，使中医的望诊增加了新的内容，使中医的辨证更趋完善。我们平常把这部分内容，放在骨伤科，有症状则查，无症状出现往往被忽视。

三、治疗必须从整体出发进行调治

黄崙教授认为，中医的长处是整体观念、辨证论治，但是现在有整体观念，而没有整体治疗，发展的趋势是随着西医学的发展，中医的分科也越来越细。从医者不懂药，从药者不知医，外科不懂内科病，内科不懂骨伤科病，甚至一科之中，又分为许多细支，医生的知识和技能越来越专，也越来越窄。照此发展下去，有可能丢掉中医的特色，降低中医疗效，中医学术也有可能衰退。有鉴于此，黄崙先生坚持整体辨证，整体治疗。在临床中选用方法快、效果好的。尤其在国外，不能像在国内那样，患者几天来一次，边治边观察。国外时间节奏快，患者常求速效。因此，他在治疗中采用综合调治，效果快、患者反映好，求医者络绎不绝。一般他采取的方法如下。

（一）首先整姿，疏通经气

每个患者必须全身检查，尤其是背部检查，看两肩胛骨是否等高，背部两侧肌肉是否对称，有无挛缩及隆起，脊柱是否端正，若有偏歪，即行手法整复，一般采取的手法如下。

（1）让患者双手交叉抱颈，医者站立其后，两手从腋下伸出，抓住患者双腕（个子低的患者，可让患者双手交叉抱头，医者紧抱患者双肘；或让患者一手抱颈，一手横向胸前抱对侧腋窝，医者紧抱患者前胸部）让患者头、背紧靠医者前胸部，做深呼吸，当呼气尽时，医者猛向上提拔，可以听到一声骨响。这样做的目的，是为了把脊椎牵引矫正。

（2）让患者单臂或双臂高举，医者站立其后，牵臂后仰，矫正其偏。

（3）让患者站立，头左右旋转，目视左右后方，不对称者，医者站立患者背后，一手托患者腋部，让患者头颈歪斜，敲打颈肩，使肌肉放松，医者向上向后旋转患者颈部，可以听到骨响，以纠正颈椎的歪斜错位。或让患者平卧，医者站立病者头端，牵拉头颈，旋转复位。

（4）让患者侧卧床上，在上的腿弯曲，在下的腿伸直，医者站立床边，一手按肩，一臂曲肘，用肘按压患者臀部（根据病变部位的高低，确定按压部位的高低）旋转纠正腰椎之歪斜错位。

（5）对髋、膝、腕等关节，都要进行旋转按压，纠正偏歪。

这样既可疏通经络，又可旋转复位，一般轻微的错位扭伤，都可以立即纠正。对一些内科病，也能起到治疗作用，心肾脉弱的患者，经过整姿之后，心肾脉立起。一位小女孩十一岁，肚子痛，经过手法之后，腹痛立止。一位网球教练，长期胸痛不愈，黄先生看后，认为是由于长期教练，过用右手臂，牵拉胸椎错位所致，经过手法整姿，胸痛痊愈。

黄先生到中国台湾讲学时，一位8岁小孩，半侧身子不能动，几年不愈，经黄先生整姿后，第二天活蹦乱跳，家人非常高兴，许多人惊奇不已。

患者桑尼亚在澳洲乐团工作，由于长期拉大提琴，单调的姿势加心情紧张，先是右肩肘关节发炎，后转为神经根炎，后发展到斜颈、失语，他精神压力很大、噩梦不断，经过医院长期治疗无效，医院表示再没有办法治他的病了，经人介绍1981年找黄先生治疗。黄先生给以整体治疗，施以整姿、按摩、针灸等疗法，逐渐减轻，经过两年治疗，大有好转，1985年恢复和常人一样。从此他对中医产生了极大的兴趣，不拉大提琴，转而学习中医，经过几年学习，他学得了不少中医知识，凡是中国专家来讲学，他都积极参加，并积极学习汉语，学习道家知识。

患者基尼克左肩臂疼痛，进一步发展手凉不能张合、背疼、不能睡眠，直至左侧肢体整个不灵活，后到黄先生处求治，经过手法整复和按摩后，手臂疼痛减轻，由凉变暖，患者自己也很惊奇，说："我真不知道自己的病能这么快好。"患者回到家乡，家人和亲友都很惊奇，患者写来信说："我现在睡眠吃饭都正常，病侧肢体没有什么感觉了，现在我可以到公园慢跑，如果没有黄先生的治疗，现在我不知道自己是什么样子。"

类似的例子不胜枚举，患者不但从澳洲各地来墨尔本，还有从英国等地来求黄先生治疗的。一位来自英国的女士，腰背疼痛12年不愈，从英国来澳洲找黄先生治疗，经过一次治疗，病情大为好转，由于疗效好、效果快，求治者日益增多，应接不暇。

（二）针灸治疗

针灸治疗作为整体治疗的一部分，黄先生常用针刺放血，有些病能及时见效。如有个女孩子肚子痛，黄先生在她的无名指关节处，刺破静脉充血的地方，挤出静脉血少许，患者肚子当时就不痛了。他在这方面积累了许多经验，他认为中指二、三节关节处有瘀血，常发心疼。

对于腰痛的患者，黄先生常以长针顺督脉走向皮下深刺加整脊治疗，效果很好。

（三）按摩、刮痧、拔火罐同时并用

一般患者整复之后，进行按摩、刮痧、拔火罐，根据病情，选择部位。有疏通经络、去瘀活血、调理气血的作用。人体背部俞穴，为脏腑气血出入之门户，又是太阳经所过之处，所以按摩、刮痧、拔火罐在此处实有调理全身之作用。黄先生认为"用药如用兵"，把军事思想用于指导治病是很有用的。犹如各兵种联合作战，各施其长。他治病要求速效，一次能治好，不叫患者来两次，一般患者都是一月来一次，最短也是一周一次。

（四）谈心疏导，安神定志

黄先生认为，人有肉体、生理的一面，又有精神和心理的一面。我们在临床治疗中，往往重视前者，而忽视后者的病理改变。尤其是在现代社会里，情志方面的创伤很多，要特别重视。有一位患者因丈夫死亡，精神受到打击，情绪抑郁、饮食不思、不能安睡，西医治疗很久，收效甚微，患者产生轻生念头。经黄先生耐心开导，再加综合治疗，效果很好。患者精神振作，食宿转佳，判若两人。有位小提琴家，因上当受骗，思想不通，精神受到很大刺激，哭笑无常，经人介绍请黄先生治疗，施以心身整体治疗，患者逐渐转念，病愈后转而学习中医。

（五）微量散药，调理气血

根据国外的特点，一般人都是服西药，无熬药的习惯，草药少而且贵，所以不能像国内那样，大包开汤剂。黄先生配了许多散剂，一般每包 1 克，分两次服。药量虽轻，但在从未服过中药的西方人身上，经过综合治疗再加服药，确起到了作用。这样既省时，又省药，又能被当地人接受。其实有相当一部分处方，可以配成散剂或冲剂，这样服用方便，又节省药物。另外，有些病，如胃病，服散药比汤剂要好。

总之，黄先生整体治疗的思想是十分可贵的，他的治疗方法，是根据国外的特点，结合多年的临床实践，不断总结而产生的。保持和发扬了中医特色，具有很好的疗效。不但在国外实用，在国内也具有很大的实践意义，值得我们学习和推广。

四、黄先生对中医药事业的贡献

（1）黄先生在海外建立了一个教学、临床基地。1949 年黄先生在脱离军旅生活以后，即从事中医学和武功方面的研究，靠他个人辛苦劳动（他每天要工作 10 多个小时，从来没有周末，礼拜六、礼拜天都安排有教学活动）。先在中国香港办起了"中医药研究院""针灸研究所""武德学会""武德体育会"。一面教授武功，一面从事中医治疗和中医药学的研究。在中国香港 20 多年间培养了不少学生，其中武功生约 2 万多人。1974 年移居澳洲，又办起了"澳洲中医药研究院""附属中医学院""澳洲针灸研究所""澳洲武德会"。1987 年成立了"全澳中医师公会"，同年又成立了"澳洲同仁堂"。在澳洲不但治疗了大量患者，而且培养了不少武功和中医方面的人才。在教学中，他原原本本讲中医、用中医，严格按照阴阳五行、四诊八纲等中医理论，教授学生，指导治疗。

黄先生这些年辛勤培养的学生，来自世界各地，笔者亲自见到了来自法国、巴西、美国、新西兰等国的学生，他们学习中医很认真。他辛勤耕耘，在海外建立这个中医临床、教学基地，实在来之不易。来参观者，无不从内心敬佩他的创业精神。我们国内从各方面应给以大力支持。

（2）这些年，他在教学过程中编了不少讲义，几乎各门都有，看了不少参考书，思考了许多问题。他编的英文中医讲义，适合国外的民情语言，学生听得懂、用得上，有他自己的特色。这些有"乡土色彩"的英文中医讲义，也是黄先生对中医事业的一份可贵的贡献。黄先生认为，在对国外学生教学中，应当保持中医的专用术语，中医术语经过千百年的使用修饰，言简意赅，有它特定的含义。解释可以，不应取消，取消之后将看不见中医特色。他不但这样认识，而且对学生也是这样教的。凡是他教过的外籍学生，都知道阴虚、阳虚、气虚、血虚、太极、八卦是什么。

（3）他对澳洲中草药资源进行了实地普查，发现澳洲中草药资源很丰富。为这些资源的开发利用，也提出了一些设想。

（4）他每天患者很多，诊务繁忙，但是也善于思考问题，对中医药事业的发展给予很多的关注。对中医的传统理论，提出了自己不同的看法。例如中医书上讲，任督脉皆起于会阴，从下而上行。他认为这是指先天而言，胎儿在母腹中，营养从脐而入，谷道未开，精气从下而上行是对的。至后天，谷道一开，饮食从口而入，气从鼻而入，天气与谷气并而为人身之精气，从上而下。督脉亦应从上而下。因为督脉为阳，上为阳，外为阳，督脉当从外、从上而下行。笔者认为，这些问题提得很有深度和道理，值得进一步研究。

（5）中药的研究，应当有利于中药的使用，国内有些单位研究中药不结合临床和中医理论，单纯分离单体。分离出来的某种单体有毒，在杂志上发表后，有些国家的卫生行政部门以此为据，就下令停止使用这种中药。这样研究中药，不是促进中药的发展，而是阻碍中药的发展。从药物中提取生物单体时，要有许多条件，如温度、试剂等。就以温度来说，一般在化验室提取，温度往往在100℃以上，而在人体到不了100℃。人体更不会有乙醇、乙醚这些溶媒存在。一味中草药好多成分，一个组方往往有多味中药，服入人体，从口到胃肠吸收，起到了什么变化，谁也说不清楚。这么复杂的问题，随便提出一个单体，在杂志上一发表，引起许多问题。我们并不反对搞单体研究，而应该说明，这是在什么条件下提取的，在什么条件下有毒，什么条件下无毒。不讲清楚它的条件，在国外会引起许多问题，对中医药事业在国外的发展是个打击。

（6）他提倡的整体辨证和整体疗法，不但有实践意义，而且有理论意义。有利于保持和发扬中医的特色和优势。完全符合国内"衡阳会议"精神，应该大力宣传和倡导。目前国内有些中医院向西医院学习，分科越来越细，这样有可能失掉中医的特长和优势，也不利于提高临床疗效。

黄先生这些年，在国外辛苦经营，奋斗一生，为中医药事业走向世界，扎扎实实迈出了大步。他对中医药事业的贡献，应该给以评价和肯定。

笔者经过实地考察和了解，认为黄崇教授对中医药事业的贡献是很大的。他的整体辨证和整体治疗，是在中医理论的基础上，结合武学，有所创新，有所创造，是属于中医的东西，应该总结和推广；他倡导的整体治疗，不但适合国外的情况，而且也符合国内的需要，若能在我国广大地区推广，可以节省大量的药物，减轻国家和群众负担，提高临床疗效，发挥中医的特点和优势，实在是利国、利民、利于中医药事业的发展。

黄崇教授创办的澳洲中医药研究院已具规模，有了一定基础，受到澳国政府的承认，我们依靠黄先生的威望，国内给以支持，把它建成海外中医药基地，对中医药走向世界，发展中医药事业，都具有深远的意义。

临床运用经方大柴胡汤的体会

经方是张仲景总结前人经验和自己实践的结晶，由于经方结构严谨，用药精当，功效卓著。只要认证准确，确能起到"药到病除"的作用。笔者就临床运用大柴胡汤的体会，择其要点略述如下，敬望同道指正。

一、大柴胡汤的来源

本方出自汉代张仲景《伤寒杂病论》，在《伤寒杂病论》中有 4 条经文提到大柴胡汤。

（1）《伤寒论》103 条："太阳病，过经十余日，反二三日下之，后四五日，柴胡证仍在者，先与小柴胡。呕不止，心下急，郁郁微烦者，为未解也，与大柴胡汤下之则愈。"

（2）《伤寒论》136 条："伤寒十余日，热结在里，复往来寒热者，与大柴胡汤。"

（3）《伤寒论》165 条："伤寒发热，汗出不解，心中痞硬，呕吐而下利者，大柴胡汤主之。"

（4）《金匮要略·腹满寒疝宿食病脉证论》："按之心下满痛者，此为实也，当下之，宜大柴胡汤。"

二、大柴胡汤的组成和功用

1. 大柴胡汤方

| 柴胡半斤 | 黄芩三两 | 芍药三两 | 半夏半升（洗） |
| 生姜五两（切） | 枳实四枚（炙） | 大黄二两 | 大枣十二枚（擘） |

上八味，水一斗二升，去滓再煎，温服一升，日三服。

2. 功用和主治

功用：和解少阳，泻下热结，既解表散邪，又通里攻下，为表里双解代表方之一。

主治：

（1）热结在里，复往来寒热者。

（2）呕不止，心下急，郁郁微烦热。

（3）发热汗出，心中痞满，呕吐、下利。

（4）心下满痛。

3. 方解

本方是小柴胡汤合小承气汤加减之剂，主治少阳、阳明证候。邪在少阳，症见往来寒热、胸胁苦满，故用柴胡、黄芩以和解少阳。里有实热，症见心下痞满，或心下满痛，郁郁微烦，或胁热下利，故用大黄、枳实以泻热结。因为里气不虚，故去参、草。因有呕不止，故用生姜、半夏。不用厚朴者，因为痛在心下，同时，大黄、芍药能治腹中实痛，枳实配芍药能治气血不和、腹痛烦满不得卧。

邪在少阳，本来禁用下法，但在热邪内结，胃家已实的情况下，虽有呕不止，亦为邪实之证，此时必须表里兼顾。

我个人体会，少阳阳明兼证，是互为影响，气机升降失常，内外不宣。所以，必须疏利三焦气机，调达上下升降，宣通内外，以利气血运行。

三、大柴胡汤的临床运用

1. 治疗发热

案 1 郑某，女，24 岁。

自诉：间断高热半年余。开始以为是感冒，后发热恶寒，继转高热（38~40℃），持续 20 多天。曾在他处检查心肺及血常规均正常，服大量抗生素及解热剂不效。检查心肺（－）；血常规：血红蛋白 135g/L，白细胞 5.6×10^9/L，中性粒细胞 0.75，淋巴细胞 0.25，血沉 47mm/h。经服激素 1 周后体温下降，波动在 37~38℃，持续 2 个月，曾反复数次高热，再诊时发现颈部有 3 个肿大的淋巴结，改用异烟肼和注射链霉素 2 个月，高热仍间断发作。

症状：每天午后高热（39~41℃），无汗，每发病前先冷后热，口苦咽干，脘腹满闷，大便干，小便黄赤。舌红苔黄而燥，脉弦实有力。

辨证：少阳阳明同病。

治疗：治以和解少阳，清解里热，予大柴胡汤2剂。

复诊时烧退症除，未再给药，3个月后随访未复发。

案2　王某，男，70岁。

患者高热（35~39℃）10余日不退。检查：心肺（－），血常规：血红蛋白135g/L，白细胞10.5×10⁹/L，中性粒细胞0.81。患者素有糖尿病。医院诊断：上呼吸道感染，给抗生素治疗，体温不降。

症状：发热微恶寒，汗出，口苦咽干，大便干，已5日未解，腹胀满，纳差，小便黄。苔黄欠津质红，脉弦大而数。

辨证：少阳与阳明合病，治以外解少阳，内泻热结，予大柴胡汤加银花、连翘、芦根2剂。

再诊：服前药2剂后泻大量黄色粪便，腹满胀痛明显减轻，体温降至37.5℃，食欲转佳，再以前方加减继进3剂，体温恢复正常。

2. 治疗急性、慢性胆囊炎

急、慢性胆囊炎在甘肃发病率较高，笔者多以大柴胡汤加减治疗，取得较好疗效。

急性胆囊炎，大柴胡汤加银花、连翘、金钱草、郁金等泄热解表药治之，加重大黄、枳实、芍药用量，务必使之泻下，方能热解痛减。慢性胆囊炎，则以大柴胡汤加黄芪、党参、当归等扶正之品，攻补兼施。若合并结石则加重金钱草、鸡内金等化石之品。

慢性胆囊炎比较顽固，不是几剂药就能解决的，先用汤剂治疗，待症状缓解以后，则以丸剂久服缓图。

3. 治疗慢性胃炎

慢性胃炎在中国西部发病率很高，按中医分型虚实寒热都有。大柴胡汤可用于实证夹热或虚实夹杂，表现有胃痛胀、食欲不佳、大便干、口苦咽干、舌苔厚而干、脉弦。遇见这种情况，即予大柴胡汤加减，服药后，大便通，胃痛胃胀、口苦咽干亦随之减轻。

1973年我带领学生下乡调查，一位县长前来求诊，其胃镜检查诊断"浅表性胃炎"，自觉症状有心烦抑郁、头昏脑涨、胃痛胃胀、纳差、夜卧不安、疲乏无力、口苦咽干、时发恶心、大便干、脉弦细、苔薄白。当地医生认为是虚证，治以补药，罔效。吾辨此乃肝胃不和，阳明结热所致。予大柴胡汤加减（加青皮、香附）。再诊述，服方 3 剂，大便通畅，心烦减轻，食欲增加，睡眠好转，后以小柴胡汤加减治之，病情显著减轻。

本例患者，因为病久，常自称体虚，医生亦顺其意，治予补剂，结果越补气滞血瘀越重，予疏导通利之剂，使升降通顺、内外宣达、气机畅顺，病情自然减轻，当然尚需较长时日调理。

在临床中，凡见胃炎有实证表现，大便干结或不通者，吾均予大柴胡汤，上下通调后，再随证辨治。

4. 治疗头痛

头痛这一顽固病症，有许多原因可以引起。尤其是西医诊断的"神经血管性头痛"，治疗比较棘手。我曾用大柴胡汤加减治疗过几例，疗效颇佳。

1973 年带领学生下乡作调查，一位朋友的哥哥，多年头痛、头胀不愈，腹部胀满、心烦心急、口渴不多饮、大便干燥不通、睡眠不好，望之苔薄白、脉滑大有力。诊为阳明有热，腑气不通，热气熏肌而发头痛。予大柴胡汤加牛膝、决明子、珍珠母等药，数剂治疗，10 多年未复发。

5. 治疗胰腺炎

中药治疗急性胰腺炎，取得较好的疗效，天津市中西医结合急腹症研究所，已有很好研究成果，治好了许多患者。他们所用的清胰汤一号方（柴胡 15g、白芍 15g、木香 9g、元胡 9g、黄芩 9g、胡连 9g、大黄 15g、芒硝 9g，水煎服）用于腑实便结的急性胰腺炎，效果很好。这往往就是大柴胡汤的变方。

大柴胡汤的适应证还可举出许多例子，如胆石症、溃疡病、急性穿孔缓解后腹腔感染等，适用于具有少阳阳明合病的症状，但不要拘泥常规，"有斯证即用斯药"，常能取得效果。

（甘肃省中医药研究院甘肃中医学院附属医院，石国璧、张秀娟，1994 年）

568 例药物滥用者的流行学调查分析

一、摘要

本文对 568 例药物滥用者流行学调查资料进行统计分析。结果表明，青少年、待业闲散人员、个体经营者、初中以下文化群体是滥用药物的高危人群。多药滥用情况严重。在禁毒斗争中，严惩贩毒，切断毒源的同时，应加强预防工作，建立并完善戒毒后的康复与回归社会随访的措施。

二、关键词

药物滥用；流行学调查。

三、调查结果报告

1992 年，我们采用中国药物滥用监测中心设计的"药物滥用监测登记表"，对本省最大的戒毒所半年里强制戒毒者中的 568 人进行了询问调查，现将结果报告如下。

流行学资料

（1）性别：568 例中男性 504 例，女性 64 例；女性占 11.27%。

（2）民族：本文药物滥用者民族分布为：汉族 491 例，占 86.44%；回族 70 例，占 12.32%；布依族 3 例，占 0.53%；满族 2 例，占 0.35%；蒙、黎族各 1 例，各占 0.18%。

（3）年龄：各年龄组人数分布见表 3。

表3 不同年龄组的吸毒人数

年龄组（岁）	男性		女性		总数	
	人数	百分比	人数	百分比	人数	百分比
＜20	45	8.93	6	9.38	51	8.98
21~30	402	79.76	55	85.94	457	80.48
31~40	54	10.71	3	4.69	57	10.04
41~50	1	0.20	0		1	0.18
51~60	0		0		0	
＞60	2	0.40	0		2	0.35
总数	504		64		568	

注：曾在第三届内地、香港、澳门"飘防与控制药物滥用研讨会"交流

从表3可见，男、女均以21~30岁组最多，男性以31~40岁组次之，女性则＜20岁组次之；30岁以下两性毒品滥用者占89.46%。

（4）职业：滥用者社会职业分布为：无业占35.56%；工人占33.98%；技术人员占80%；个体占9%；商业、服务业占6.51%；农民占1.41%；干部占1.06%；学生占0.53%。

（5）婚姻状况：本文滥用者中未婚395例，占69.54%；已婚146例，占25.70%；离婚21例，占3.70%；分居4例，占0.70%；丧偶2例，占0.35%。

（6）文化程度：文盲、半文盲16例，占2.82%；小学74例，占13.03%；初中362例，占63.73%；高中（含技校）113例，占19.89%；大学（含大专）3例，占0.53%。

（7）主要滥用药物：海洛因377例，占66.37%：阿片182例，占32.04%。其他9例，占1.58%。

（8）药物滥用史：1a以内者435例，占76.58%；1~5a126例，占22.18%：5a上者7例，占1.23%。

（9）主要药物滥用方式：烫吸557例，占98.06%；静脉注入7例，占1.23%；肌内注射3例，占0.53%；鼻吸1例，占0.18%。

（10）滥用药物的来源：不合法途径购买占78.87%，亲朋好友处获得占20.77%，医生处方占0.18%，未注明的占0.18%。

（11）滥用者是否成瘾人数统计：确已成瘾444例，占78.17%；怀疑成瘾124例，占21.83%。成瘾和怀疑成瘾标准为万氏药物依赖和药物滥用

标准"[1]。

（12）既往曾滥用过一种以上药物目前仍滥用多种药物的人数：男性500例，占88.03%：女性53例，占9.33%，合计553例，共占97.36%。

（13）滥用者既往（一月前）和目前（一月内）滥用多种药物情况及变化见表4。

表4　滥用多种药物情况及变化

时间		酒精	烟叶	镇痛药	镇静催眠药	阿片类药物	大麻	兴奋剂	溶剂
既往（一月前）	人数	285	510	26	120	181	1	1	0
	百分比	50.18	89.79	4.58	21.13	31.87	0.18	0.18	
目前（一月内）	人数	283	511	32	121	568	1	1	1
	百分比	49.82	89.96	5.63	21.30	100.00	0.18	0.18	0.18

（14）滥用者年龄与主要药物的关系分布见表5。

表5　滥用者年龄与主要药物

药物		年龄组（岁）					
		< 20	21~30	31~40	41~50	51~60	> 60
鸦片	人数	9	157	15	0	0	1
	百分比	1.58	27.64	2.64			0.18
海洛因	人数	33	300	42	1	1	0
	百分比	5.81	52.82	7.39	0.18	0.18	0

（15）滥用者因滥用药物引起的并发症：乙肝46例，占8.10%；肺部感染34例，占5.99%；性病21例，占3.70%；其他系统感染116例，占20.42%；致残7例，占1.23%；未注明疾病12例，占2.11%。

四、讨论

（1）本调查结果表明，目前本地区阿片类药物滥用者以30岁以下男性青年为主。药物滥用者中无业人员占35.56%，居首位；工人33.98%，占第二位。工人、技术人员、商业、服务业、干部共占53.35%。药物滥用人群的文化素质偏低，初中以下文化程度者达79.58%。

（2）本文统计资料显示，当地主要滥用毒品为海洛因和阿片，其滥用者分别占 66.37% 和 32.04%。滥用者药物滥用史，1 岁以内者占 76.58%，即新产生的滥用者占多数。据此，在药物滥用预防工作中，应将宣传教育药物滥用的危害，动员社会力量发起反对药物滥用群众运动和对高危人群进行重点监测放在首要地位[2]。仅着手于无康复与无回归社会的短期戒毒，势必造成药物滥用的蔓延，而绝对达不到根除药物滥用之目的。毒品主要购自黑市，因而杜绝毒源和预防药物滥用是禁毒斗争的两个重要方面，并应落实戒毒后的康复措施，降低复吸率。

（3）本文调查表明，本地药物滥用者中存在着严重的多种药物滥用现象。滥用药物又会引起并发症，患各类并发症者达 236 例。

（4）"药物滥用登记表"是中国药物滥用监测中心为建立药物滥用监测数据库而设计的[3]。各地区、各部门或不同时间采用此表调查所得数据，均可相互比较分析[4]；从而为政府禁毒部门提供较全面的参考资料。为研究机构提供较准确的数据依据，反映出药物滥用的发展势态。

五、参考文献

［1］姜佐宁，万文鹏，主编.药物滥用.第 1 版.北京：科学出版社，1992：124-125.

［2］姜佐宁.预防与控制物质滥用的当前动向与研究展望.中华神经精神科杂志 1992，2：66-68.

［3］吕宪祥，李密，刘志民，张杰，蔡志基."药物滥用监测数据库"的研究与开发.中国药物依赖性通报 1993，2：106.

［4］吕宪祥，刘志民，李密，张杰，蔡志基.贵州、甘肃两地部分药物滥用者监测数据分析.中国药物依赖性通报 1993，2：107.

（甘肃省卫生厅，兰州，王有德、石国璧，1994 年）

五苓散的临床运用

一、五苓散的来源

五苓散是汉朝张仲景《伤寒论》中有名的方剂。首见于《伤寒论》71条："太阳病，发汗后，大汗出，胃中干，烦躁不得眠，欲得饮水者，少少与饮之，令胃气和则愈；若脉浮，小便不利，微热消渴者，五苓散主之。"

太阳病篇论及五苓散者共有6条，即71、72、73、74、141、156；阳明病篇一条，即244条；霍乱病篇一条，即386条；《金匮要略》中论及五苓散者三条，即消渴病5、痰饮病31、消渴小便不利4。有这么多经文论及五苓散，说明它使用广泛，是一个重要方剂。

二、五苓散的功用、组成和主治

1. 方药组成

猪苓十八铢（去皮） 泽泻一两六铢 白术十八铢 茯苓十八铢
桂枝半两（去皮）

上五味，捣为散，以白饮和服方寸匕，日三服。多饮暖水，汗出愈。如法将息。

注：一方寸匕，约合现在6~9克。

2. 功用

化气行水解表，是表里双解之剂。白饮和服，多饮暖水，助阳以发汗，故方后云：汗出愈。这一点很重要，五苓散服后一定要发汗，否则疗效不佳。因为水不利，是由于气不化，气不化是由于表不解。反过来说，表不解，是由于气不化，气不化则水不行。气机的升降开合是互相影响的。

3. 主治

渴而小便不利，或发热或不热，或吐或眩。都是由于气化不利，停饮蓄水而作。

三、临床运用

1. 治疗小便不利

案 1　子宫摘除术后小便不通

某女，24 岁。1963 年 3 月 4 日中午入院。

入院后诊断：子宫破裂，剖腹择除子宫及左侧输卵管、卵巢。术后 4 日试拔导尿管，因膀胱麻痹不能排尿，又继续用导尿管及热敷，肌内注射 B 族维生素和士的宁，均未见效。遂转中医治疗。

当时患者症状：头昏，少腹胀痛，小便不通，口渴不欲饮，大便正常，舌苔薄白微腻，脉象濡缓。

治疗：证属膀胱气化不利，方用五苓散加减。

茯苓、猪苓、泽泻、白术、桂枝，加大腹皮、木通、车前子、广木香等药，一剂而愈。于 3 月 15 日出院。

案 2　肿瘤术后膀胱麻痹

朱某某，女，49 岁。

患者因子宫颈鳞状上皮癌，而行广泛子宫切除术。术后尿闭 48 天，不能自行排尿。乃邀中医会诊。

患者饮食欠佳，气短懒言，自觉气不能下达，无力小便。舌质浅淡，苔白腻，脉象虚大。

辨证：脾肺气虚，膀胱气化不利。

治疗：治以补气利水。五苓散加味。（五苓散加黄芪、党参、车前子、大枣）。

服药当晚患者即自行小便 6 次，但尿量不多。服药 3 剂，日尿量即达 1400ml。

2. 治疗尿崩症

案　王某某，男，7 岁。1975 年 7 月 12 日门诊。

患者多饮多尿，经当地医院检查诊断为"尿崩症"。

症状：诊见神色、脉象无异常。惟舌色淡有白滑苔，因思此症可能是水饮内结，阻碍津液的气化输布，所以渴欲饮水，饮不解渴。

治疗：予五苓散，服 2 剂症状减轻，服 4 剂痊愈。

3. 治疗湿疹

凡患湿疹，无论病患何处，凡渗出物较多者，都可用五苓散加减治疗而取效。

（以上举例均见《伤寒论方医案选编》，高德，1982 年 4 月出版）

4. 治疗慢性结肠炎

我在临床，遇见多例慢性结肠炎患者，长期腹泻，或有出血，长期久治不愈，我用五苓散加味治疗，常常取得预想不到的效果。

如有一位中学女教师，患慢性结肠炎三四年，西医久治不愈，要求切除结肠，患者不能接受，遂来我处求诊，来时两人搀扶。患者很虚弱也很悲观，5 剂药后，患者不要人搀扶，自己前来就诊，自述腹痛显著减轻，腹泻由一日数十次减到四五次，患者非常高兴，情绪也转为乐观。前后共服 30 多剂药，这位患者病愈恢复工作，已过 5 年再未复发。

5. 治疗梅尼埃病

梅尼埃病，患者表现头昏耳鸣，恶心呕吐，天旋地转。有的患者不能下地或不能坐，甚至有的患者头都不敢抬。患者自觉症状可以很沉重。我用五苓散加味，常常是几剂药即可见效，有的患者服一剂药症状就明显减轻。

四、讨论

（1）五苓散是表里双解之剂，但凡有表证而小水不利，或渴而利，或吐或眩，是水蓄内停，气化不利者，都可以用。

（2）用药比例要注意。

（3）药后得微汗，效果好。

（4）中医重在辨证，若辨证不准，疗效不会好。光有西医的病名开不出方子。

题记：这是给《中医脉诊学》写的稿件，书由天津科学技术出版社发行。

关于中国甘肃省针灸研究成果简介

——在美国纽约针灸执照医师公会学术交流大会上的报告

各位女士、各位先生、各位医师同道，大家好！

承蒙针灸执业医师公会领导，安排我和大家见面并作学术交流，我感到非常荣幸和高兴。在此感谢公会领导，感谢各位医师百忙中来听我的报告。

我今天给大家介绍的材料，主要是中国甘肃省中医学研究院皇甫谧研究所，关于针灸实验研究和临床研究的一些简单情况以及我个人的一些经验体会，供大家参考。

我在甘肃工作过很长时间，担任过一段甘肃省中医药研究院院长、针灸学会理事长，所以对甘肃省情况比较了解。

甘肃地处中国西北，丝绸之路一大段就在甘肃，举世闻名的敦煌莫高窟也在甘肃。

敦煌曾经是中国的中西文化交汇点，也是进出口门户。在海路没有开通前，它相当于今日之上海或广州。

甘肃面积约45万平方公里，人口有2300多万，有多个少数民族。矿藏资源相当丰富，稀有金属应有尽有。煤炭、油气资源也很丰富，是一个尚待开发的宝地。中国第一个油矿就在甘肃。

由于古文化发达，历史上出现过不少有名的人物，如发明八卦的伏羲、《黄帝内经》的作者岐伯、汉代大将军李广等。还有针灸里最有名的我国第一位针灸大家《针灸甲乙经》作者皇甫谧，就是出生在甘肃，其墓葬也在甘肃。对于中华文化的发展，甘肃做出过巨大的贡献。

甘肃有中医学院、中医学校各一所，中医研究机构3所、中医院70多所。中医学院有针灸系，中医学校有针灸专业，各中医院有针灸科。

我下面介绍的这个材料，是由皇甫谧针灸研究所牵头，参加的单位有兰州大学、兰州大学医学部、中国科学院化学研究所、中国科学院昆明动物研究所、北京生物制品研究所、甘肃中医药大学、甘肃省中医院、甘肃省疾病预防控制中心、甘肃省工业卫生实验所等单位。因为针灸研究涉及生物、物理、化学等许多方面的问题，光靠我们一个研究机构绝对是不行的。

这项研究历经多年，参加的专家学者超过 100 多人。研究成果曾获卫生部科技进步二等奖。这项科研课题的学术带头人是著名的针灸专家、皇甫谧针灸研究所的创始人张涛清教授，他已年届 90 高龄。我本人是他的学生之一。

这项研究以针灸治疗细菌性痢疾为主，通过大量的动物实验和大量的临床实践研究，说明针灸不但能治慢性病，而且能治疗急性病，还能治疗传染病。这个结论不是推论，而是用几十个实验数据来说明。很有说服力，这项研究成果，具有里程碑意义。在此之前，还没人用这样大量的实验数据来证明针灸治疗细菌性痢疾。

这个研究成果，我于 1992 年 12 月，曾经在新加坡举办的"中医针灸走向世界国际学术研讨会"上做过报告，受到大家好评，有些国际同行建议我应当在全世界各地去做报告，让更多的人知道。1994 年 4 月，我应邀参加意大利波隆尼亚针灸年会，在这个年会上我把这项研究也做过报告，受到与会同行的好评。今天我把这项研究也向各位作一介绍，因为大家都是作针灸的，我们在美国没有条件作这么大规模的研究。但是可以从这项研究成果得到启迪，在临床中进行研究和探索。

一、针灸临床与康复治疗

他们用针灸治疗的病种有 300 多种，近年来重点研究的病种列举如下。

（1）针刺镇痛的研究。

（2）针灸治疗急性细菌性痢疾的研究。

（3）针灸治疗急慢性淋巴管炎的研究。

（4）针灸治疗急慢性风湿性关节炎的研究。

（5）针灸治疗过敏性支气管炎哮喘的研究。

（6）针灸治疗糖尿病的研究。

（7）针灸治疗妇女痛经的研究。

（8）针灸治疗脑卒中偏瘫的研究。

（9）针灸治疗外伤性瘫痪的研究。

（10）针灸治疗儿童脑性瘫痪的研究。

二、针灸治病机制的实验研究

1. 针灸镇痛的部分机制

针灸镇痛的效果，无论对刺激性（物理、化学、机械）、感染性、损伤性等内源和外源引起的疼痛都有良好的镇痛效果。其机制经实验研究，我们的结果和国内其他单位的研究是一致的。

（1）针灸能迅速提高机体内在自身的镇痛物质即类啡呔，20分钟达高峰值。

（2）针灸能迅速提高全血胆碱酯酶活力。

（3）针灸能迅速缓解病痛部位肌肉神经兴奋和挛缩状态（神经肌肉电图显示）。

2. 针灸抗炎的部分机制

针灸抗炎的效应体现在能提高机体免疫系统的功能，特别对具有活性免疫细胞的提高上。

（1）针灸能迅速提高外周血淋巴细胞转化率，6小时达高峰，其峰值能保持5天。

（2）针灸能迅速提高患者与实验犬的外周血淋巴细胞绝对值，而且其提高水平能保持3天。

（3）针灸能提高患者与实验猴、犬的外周血淋巴细胞酯酶染色的阳性率。

（4）针灸能提高患者与试验猴的静脉血中E-玫瑰花结合率（总花与活花）。

（5）针灸能提高患者与实验犬静脉血中淋巴细胞分类的T、B、N、K值并有调整作用。

（6）针灸能提高患者与实验犬静脉血中细胞受体和酶受体花环结合率。

（7）能提高患者血清中免疫球蛋白含量，但对非感染性疾病不明显。

（8）能提高患者与实验猴血清补体总量和补体的含量水平。

（9）能提高细菌性痢疾患者与模型猴的血清抗体和类抗体效价，同时比对照组提前4天。

3. 针灸灭菌作用的机制

（1）针灸治疗感染性疾病（球菌和杆菌）患者与实验猴、犬的细菌培养阳性者，针灸组在 2~5 天全部转阴，而对照组则在 15 天时只阴转 40%。

（2）能提高外周血中中性粒细胞吞噬细菌的活性（实验猴的结果）。

（3）能提高静脉血血浆杀菌率，而且能保持 3 天的效应（患者与实验猴结果一致）。

（4）能调节患者与实验犬静脉血中细胞过氧化氢歧化酶（SOD）含量（因其过高时，不仅能杀死细菌微生物，也能杀伤自体细胞；过低则致细菌繁殖增生且其毒性增强）。

4. 针灸防毒、解毒的部分机制

（1）针灸能降低实验猴的红细胞通透性能，可以降低毒素的大量吸收，以达到防毒的目的。

（2）能提高患者及实验猴血清巯基总量及谷胱甘肽含量。他们是自身解毒物质。

（3）能降低细菌毒力、毒性。

（4）能使感染性患者高热迅速下降，2 日可达到正常水平。

5. 针灸抗过敏的部分机制

（1）能降低过敏性哮喘患者血中升高的嗜酸性细胞的比值，恢复到正常水平。

（2）能迅速提高患者与实验猴、犬的血清肾上腺素的含量。

（3）能降低实验猴血浆游离组胺含量。

（4）能降低马血清对豚鼠的致敏程度和延缓致敏反应。

以上研究表明，针灸治病的"扶正祛邪"和"清热解毒"功能理论，有雄厚的物质基础。

6. 针灸调整阴阳作用的机制研究

（1）针灸对患者与实验猴外周中性粒细胞硝基四唑氮蓝阳性率具有双向调整功能，当阳盛阴虚时，其阳性率升高，反之则降低。

（2）针灸对患者与实验猴犬血浆中环磷酸腺苷（cAMP）和环磷酸鸟苷（cGMP）两种相对存在的物质，具有调整平衡作用。

（3）对患者和实验猴血清中各类蛋白比例失常，有调整功能，大分子蛋白 A 为营养物质，属阴，小分子蛋白 G，为免疫物质，性属阳。

（4）针灸对患者和实验猴、犬血清中激素含量有调节功能，如甲状腺 T3、T4，皮质醇，胰岛素等。

7. 针灸对"活血化瘀"作用机制研究

（1）针灸对患者和实验犬的血液黏度、红细胞比容、电泳、血小板集聚、血沉方程 K 值等血液流变学指标有调整作用。

（2）针灸对患者和实验犬血清中血脂类固醇类物质具有调整作用。

（3）对患者脑血流图和肢体血流图都有改善作用。

（4）对患者肢体容积大小和脉搏数的快慢具有双向调整作用（生理记录仪描记显示）。

三、影响针灸效果的几个问题

（1）针灸的疗效和受治者的功能状态密切相关。《黄帝内经》讲："针之要，气至而有效。气速至而速效，气不至而不效。"表明针灸治疗能否有效，关键在于气至与否。气就是机体自身功能反应，即指经气。

（2）影响气至的因素，除机体自身的功能状态外，针刺手技，是一个重要因素，即补泻操作的熟练程度。

（3）辨证选穴，也是影响针灸疗效的重要方面，辨证包括整体辨证和经络辨证。辨证准确，选穴适当，疗效就好，反之则差。因为腧穴功能有相对的特异性。

2001 年

关于睡眠障碍的治疗体会

社会进入现代化、城市化以后，人们生活节奏日益加快，人际交往日益频繁，影响人们睡眠的因素加多，所以患睡眠障碍的人群，日益加多。逐渐成为医疗工作中的一个难点，致使有些医院专门设立睡眠障碍门诊，接诊这类人群。中医治疗本病的原则，仍然是整体观念、辨证论治。我在《中医在美国》这本书中，已经举例说明我们对本病的认识和处理原则，这里再作一些补充说明。

睡眠障碍中医列入"不寐"或"失眠"范畴。不寐的证情不一，有初就寝就难以入寐，有寐而易醒，醒后难以入睡；亦有时寐时醒，寐而不稳，甚至彻夜不能入睡等。不眠的原因很多，如思虑劳倦、内伤心脾而不眠者；阳不交阴，心肾不交而不眠者；有阴虚火旺，肝阳扰动而不眠者；有心胆气虚而不眠者；有因胃中不和影响心神而不眠者。

一、中药方剂

1. 逍遥散（宋代《太平惠民和剂局方》）

［组成］柴胡、当归、白芍、白术、茯苓、甘草、生姜、薄荷。

［主治］肝郁气滞，两胁作痛，寒热往来，头痛目眩。夜寐不佳，神疲食少，月经不调，乳房作胀，脉弦等肝郁脾虚病症。

案　患者，女，38岁。

长期做文字工作，睡眠不佳，月经不调，经期赶前，经量不多，食纳一般，二便尚调，有时胸闷不舒，心慌气短，口干咽燥，脉弦细弱，两尺尤沉，舌苔薄白尖赤。根据该症，断为肝郁脾虚，予逍遥散加味。

处方：柴胡 6g　　　　当归 10g　　　　赤芍 10g

　　　　炒白术 10g　　　茯苓 12g　　　　薄荷（后下）5g

　　　　合欢皮 15g　　　夜交藤 15g　　　陈皮 6g

　　　　甘草 6g　　　　清半夏 10g　　　生姜二片

红枣 7 枚

水煎两次兑匀分两次服，3 剂。

再诊时述，睡眠好转，口干咽燥减少，胸闷气短消失。该患者坚持治疗半年多，各种症状消失，月经转调，并且怀孕生子，全家十分高兴。

北京中医药大学方明谦教授和张志纯教授，是使用逍遥散、补中益气汤等方治疗疑难病症的高手。1973 年北京京西矿务局一位朋友告诉我，张志纯老师治好了此地数例癫病患者。我亲自到张老家拜访，向老人家请教。他告诉我："我用逍遥散加味，治好过多例癫痫患者。"张老常以逍遥散加菖蒲、远志、龙骨、天麻、钩藤等药，治疗癫痫多例，一般都有效。我也用逍遥散加减治好过不少失眠和妇女不孕症。

2. 温胆汤 (《三因极一病证方论》)

[组成] 半夏、陈皮、茯苓、炙甘草、竹茹、枳实、大枣、生姜。

[主治] 胆气虚，痰热上扰，虚烦不得眠。

案 患者，男，43 岁，美国纽约某汽车行老板。

1999 年 7 月来诊，诉睡眠不好，已经半年。多梦易惊，睡后易醒，醒后再难以入睡，痰多不利，色白时黄，口干不欲饮，食纳欠佳，二便如常，脉弦略滑，舌苔黄腻略厚。此属胆虚，痰热上扰，虚烦不眠，采温胆汤加减治之。

处方：半夏 12g　　陈皮 10　　茯苓 12g　　枳实 10g
　　　竹茹 6g　　　黄芩 10g　　石菖蒲 12g　夜交藤 15g
　　　合欢皮 15g　浙贝 6g　　炒枣仁 12g　炙甘草 6g
　　　红枣 5 枚

水煎两次兑匀分两次服，3 剂。

再诊述：服 3 剂睡眠好转，做梦减少，尤其是噩梦少作，晚上睡后醒来，也易入睡。脉弦滑减，舌苔变薄略腻。原方有效，继服 5 剂，以巩固疗效。

温胆汤是个多用方剂，除了不寐证以外，如精神抑郁、饮食少思、胃脘疼痛、咳喘痰多等症，都可用之。有时温胆汤加僵蚕、全蝎、琥珀、明矾等治疗癫痫病亦有效果。总之，凡是中医辨证属于体虚痰热之证，都可用之。

3. 归脾汤 (《济生方》)

[组成] 白术、茯神、黄芪、龙眼肉、酸枣仁、人参、木香、甘草、当

归、远志。

[主治] 心脾两虚，气血不足，神疲食少，心悸失眠等症。

案 患者，女，43岁，美国纽约某学校教员。

2001年来诊，主诉头痛头晕，心慌气短，大便溏薄，胃脘时痛，睡眠不佳，多梦易醒，醒后难以入睡，脉沉细无力，舌苔薄白质淡。月经滞后，经量少。辨证为心脾两虚，采归脾汤加减治之。

处方：党参 12g　　炒白术 10g　　炙黄芪 15g　　当归 10g
　　　茯神 15g　　　远志 15g　　　炒枣仁 15g　　木香 6g
　　　元肉 10g　　　防风 10g　　　生龙骨 15g　　生牡蛎 15g
　　　炙甘草 6g　　　生姜二片　　　红枣 7枚

水煎分两次服（下午4时、晚上睡前1小时服药，上午不服药）。5剂。

再述：服药后，睡眠好转，心慌气短，头痛头晕减轻，食纳增加。

归脾汤我运用广泛，诸如妇女月经过多、消化性溃疡、慢性胃炎、慢性肝炎、神经官能症、再生障碍性贫血等病，但凡证属于心脾两虚证的，用之都有效。当然要根据具体情况加减灵活用之。如治妇女月经过多时常加血余炭、地榆炭、蒲黄炭等炭类止血药。在胃及十二指肠溃疡痛时，常加海螵蛸、浙贝、陈皮、半夏等化痰和胃药，一般不能原方照搬。药物剂量也要根据具体情况加减运用。

4. 血府逐瘀汤（《医林改错》）

[组成] 当归、生地、赤芍、川芎、桃仁、红花、枳壳、枯梗、牛膝、甘草、柴胡。

[主治]"血府逐瘀汤是王清任诸方中应用最广泛的一样，用以治疗胸中血府血瘀之症，从所治症目来看，王清任认为有属于血府血瘀的病症头痛、胸痛、噎嗝、不寐，多梦、呃逆、心悸等19种病，这些病症虽然各不相同，但只要有瘀血证可据，就可用本方治疗。"（《医林改错》注释）。我用本方治疗睡眠障碍，若睡眠长期不好，头痛胸闷，多梦失眠，舌质暗或有瘀斑，都可用本方治疗。王氏强调胸部有压迫感，是使用本方的重要指征。

案 患者，女，71岁。

首诊自述，长期睡眠不好，有时彻夜不眠，睡着易醒，醒后再难入睡，胸闷有压迫感，食纳一般，二便如常，西医诊断为"抑郁症"。胸部有压迫感，望诊脸色发暗，舌质紫暗舌苔白腻，脉沉细无力。

综合辨证当属血瘀不寐。予血府逐瘀汤加味。

处方：当归 10g　　　　川芎 10g　　　　赤芍 15g　　　　生地 15g

　　　桃仁 10g　　　　红花 10g　　　　柴胡 10g　　　　桔梗 10g

　　　川牛膝 10g　　　天麻 10g　　　　钩藤 6g　　　　血竭（冲）1.5g

　　　明矾（冲）1.5g　砂仁 5g　　　　甘草 6g　　　　生姜 二片

　　　红枣 7枚

水煎两次兑匀，分两次服，3剂。

二诊时自述，服药 3 剂，睡眠好转，原来每晚能睡 2 小时左右，有时彻夜难眠。服药后，每晚可以睡 4 小时，原方有效，继续服用 6 剂。

三诊半年后来诊自述，服前方 16 剂，睡眠好转，"抑郁症"痊愈。望诊脸色红润，精神充足，食纳佳，有时胃不舒服，大便每日一次，诊得脉来缓，舌苔薄腻。给予平胃散加味 3 剂，后再服原方 6 剂，以巩固疗效。

5. 组方

酸枣仁汤（《金匮要略》）、百合地黄汤（《金匮要略》），甘麦大枣汤（《金匮要略》）等方，亦是常用之方，或单用或辨证用方复合运用，都有效果。不管用什么方，一定要辨证施治，若不辨证以上介绍的方子，可能都不管用。有一例患者，彻夜难以入睡，用其他方都不见效，最后用竹叶石膏汤加三黄（大黄、黄芩、黄连），才入睡。他虽然体温不高，但是内热很盛。

二、针灸治疗

针灸治疗，是一个重要方法，也要辨证施针。根据患者表现症状，分清虚实寒热，所病脏腑经络，辨证施针。没有一个固定不变的治疗不寐的针灸穴位组方。

1955 年，我在甘肃省卫生厅中医门诊部接诊于张涛清主任。一天，有一位患者，女，26 岁，主诉长期失眠，晚上不能入睡，最多一晚上睡 1、2 个小时。本人十分苦恼。张涛清先生给针灸一次，第二天患者来诉，昨天针灸后晚上睡了 4 个小时，几年来没有这种情况，患者十分高兴。

当时针灸的穴位是：足三里（双）、三阴交（双）、神门（双），针灸的穴位很简单，仅这 6 穴，但是起的作用很大，这与张涛清老师的手法有关系。针灸一定要注意手法。过了几年，我又见到这位患者时，她告诉我，她的病治好以后，改学医学，现在已经是一位医生了。

针灸除了体针以外，耳针疗法对不寐也有很好的疗效。我的儿子石钢，他用耳针就治好了不少不寐（失眠）的患者。

三、捏脊疗法

捏脊疗法是我们在北京中医药大学学习时，向北京中医医院的冯老先生学习的一手法，主要是治疗小儿腹泻、消化不良等病的。我们发现捏脊以后，不但腹泻止，消化功能改善，而且睡眠也好转。我们用狗做实验时，发现捏脊对狗也有催眠作用。所以我们把捏脊疗法用于成人的消化不良、失眠等疾病的治疗上，也收到很好的治疗效果。

捏脊疗法很简单，让患者把衣服撩起，在背部从下向上捏提皮肤，两手把皮捏起，双手沿脊柱两旁，由尾部向背部上推 3 遍，上推时在肾俞、脾俞、心俞三穴部位各提 1 次，然后在这三穴处用手指揉按 1 分钟。

这个方法既简单又有效。

四、气功疗法

对气功疗法，在医学界褒贬不一，我是相信的。它是人体自我调整的一种方法。把它说的神秘莫测，我不赞成。把它说的毫无作用，也不符合实际。不管别人如何说，必须自己体会。1956 年，我们在北京中医药大学学习时，由刘贵珍老师给我们上气功课，要求我们学员，一方面听课，一方面自我练习，我感觉练习了气功以后，比较明显的变化，一个是睡眠好，一个是吃饭好。事实上它对许多慢性疾病有很好的调整和治疗作用，不能轻视。

不寐症，可以单独出现，许多病也都可以引起该症，应该治本病，本病愈，不寐也愈。

除了上述疗法以外，中医还有许多疗法，都可以治疗，如按摩、药浴等都有效果。若一种办法不行，可以综合疗法，数种方法同用，必有效果。医生对疾病不能丧失信心，一定要有治愈疾病的信念，这种信念传达给患者，使医患都有战胜疾病的信心。

题记：本文载于《纽约州执照针灸医师联合公会 15 周年学术论文集》。

四诊合参问题

一、四诊的性质和作用

（一）望诊

运用医生的视觉，对病者的身体有关部位及其分泌物等，进行有目的的观察，推断身体生理病理变化，这就是望诊。在诊断上有着重要的地位。

望诊，广言之是对全身各部进行观察，但望诊的重点，在于观察患者身体外部的神、色、形、态的变化。中医学认为，体表与内脏相关。人体外部和体内五脏六腑有着密切的关系，因此，外部的神、色、形、态的变化，可以反映出人体内外各部的生理病理变化。

《素问·脉要精微论篇》："切脉动静而视精明，察五色，观五脏有余不足，六腑强弱，形之盛衰，以此参伍，决死生之分。"这一段明确指出切诊、望诊要密切结合。中医学认为，人身五脏六腑、四肢百骸，都有经络相连，气血周流其间。一有病理改变，外部必有改变和反应。即所谓"有诸内，必形诸外"。

1. 望神色

《素问·本病论篇》："得神者昌，失神者亡。"神色是五脏气血盛衰的具体表现。健康的人脏腑无病，气血调和，阴平阳秘，精充神旺，气色明润。若有疾病发生，神色常随之而变。

（1）望神：主要看眼神。若眼睛活动灵敏，精彩内含，炯炯有神，是为正常。若活动迟钝，目无精彩，是为病态。但仅此一点，还不足以得出失神的结论。还需结合病者的形态、动静、面目表情、言语气息等动态变化，作为望神的标准。

张景岳在《景岳全书·传忠录·神气存亡论》说："善乎神之为义，此死生之本，不可不察也……以形证言之，则目光精彩，言语清亮，神思不乱，肌肉不削，气息如常，大小便不脱，若此者，虽其脉有可疑，尚无足虑，以其形之神在也。若目暗睛迷，形羸色败，喘急异常，泄泻不止，或通身大肉已脱，或两手循衣摸床，或无邪而言语失伦……或忽然暴病，即沉迷烦躁，皆不知人，或一时卒倒，即眼闭口开，手撒遗尿，若此者，虽其脉无凶候，必死无疑，以其形之神去也。"

这一段论述较为具体而形象地描述了望神的几个关联的方面，可见望诊是很重要的。事实上每个医生一开始接触患者，就开始了望诊。

（2）察色：我国人是黄种人，一般人的肤色也都显微黄，所以古人以黄为"正色"。正色的黄，应是以黄为主，黄中透红，明润含蓄，表示气血平和、精气内含、容光焕发，称作有"胃气"或有"神气"，是无病的常色。

常色可以随季节稍有变化，也可以因进食、运动、情绪之改变，发生一时性的变化。亦可因职业、工作环境见阳光多少，以及地域风土、种族等而有所变化，但都不是病色，仍属常色范围。

若当病时，肤色多有改变，则称病色。

病色主要观察面部。人的面部内应脏腑，为经络之所会，为五脏六腑之华，所以通过面部的诊察，可以了解脏腑、经络的气血等方面的变化。

《黄帝内经》把面部不同的部位，划分为与五脏相关的区域，然后把色与部位结合起来，进一步推断体内生理、病理的变化。

五色主病，概括地说：

①青色主风，主寒，主痛，主惊风。又青色属木，是足厥阴肝经本色。因此主病多属肝脏和厥阴经脉的证候。青而黑多寒痛，青而白多虚风，青而赤多肝火，青赤而晦暗为郁火。面青唇青是阴极。脾病见青色者逆，多属难治。

②赤色主热，微赤多属虚热，赤甚多属实热。久病、重病面赤如妆，嫩红带白，游移不定的，是戴阳。肺病见赤色者难治。

③黄色主湿，脾病多黄。黄如橘子色明亮者属阳黄；黄如烟熏暗淡者属阴黄。色萎黄的是脾胃气虚。黄而暗淡，是脾胃寒湿。

④白色主虚，主寒，主脱血。白色属金，其气为燥，是手太阴肺经本色。肺主气而朝百脉，输布津液，故主气、血、津、液的病候。

⑤黑色主寒，主痛，主水。黑色属水，其气为寒，是足少阴肾经本色。主病多属肾脏和足少阴经脉的证候。黑而憔悴、齿槁，为热伤肾阴，多见于热性病后期。凡面上见青黑暗淡的病色，多属阳气不振。久病之后，黑气出于面，如烟熏然，病必严重；若暗而有光、滋润的，尚有生机；若枯夭毫无

润泽的，多属危候。

面部颜色，最重要的是色贵润泽，说明脏气未衰，其病可治；若晦暗枯槁，夭而不泽，说明脏气已衰，其病难医。所以《素问·脉要精微论篇》上说："夫精明五色者，气之华也。赤欲如白裹朱，不欲如赭；白欲如鹅羽，不欲如盐；青欲如苍璧之泽，不欲如蓝；黄欲如罗裹雄黄，不欲如黄土；黑欲如重漆色，不欲如地苍。五色精微象见矣，其寿不久也。"若不是前者，而是后者，说明脏气大衰，病情危重或近死亡。

2. 望形态

观察患者形体的强弱、胖瘦、动静、姿态可以了解脏腑的虚实。对测知疾病的预后，有一定的关系。

一般说来，形壮能食，多属脾胃强壮；形瘦食少，多属中气虚弱；形肥食少，多属脾虚有痰；形瘦食多，多属中焦有火。

患者的姿态动静，和疾病有密切的关系，不同的疾病会有不同的病态，如四肢痉挛抽动，则见于风证；循衣摸床、撮空理线，则见于危重证候，精气将亡。

卧时欲去衣被，多属热证；卧时不欲去衣，多为寒证。卧时面喜向外，身轻自能转侧者，多为热证、实证；卧时面喜向里，身重不能转侧，多为寒证、虚证。

除了整体望诊之外，对于局部望诊也不能忽视。因为有些病证只表现在体表局部。但局部的病证与整体是息息相关的。了解了局部神色形态的变化，则可测知整体的病变。除了头面眼目之外，鼻、耳视诊也很重要。

肾开窍于耳，耳廓可以反映肾气的强弱盛衰，预测疾病的转归。耳廓肉柔而润泽，是肾气充足的表现。肉薄而干枯，是先天肾气不足。若久病之后，耳轮干枯焦黑，是肾气将竭，多属绝证。近年耳廓视诊、耳针疗法，发展很快。可以检查、治疗全身许多疾病。

3. 望舌

心开窍于舌，《灵枢·脉度》篇上说："心气通于舌，心和则舌知五味矣。"在经络的联系上，舌与手少阴心、足少阴肾、足厥阴肝、足太阴脾、足阳明胃、手少阳三焦、足太阳膀胱等经脉都有着密切的联系。与五脏之气息息相通。所以，脏腑经络气血、津液的盈亏，以及神气的存亡，最易反映于舌。

正常人的舌，舌体柔和，活动自如，舌质淡红，舌面布有一层薄白苔。

察舌诊病，主要辨察舌质和舌苔两个部分。一般说来，辨舌质可以测五脏的虚实，视舌苔可知六淫的浅深。实践中，也得结合起来分析。

（1）望舌质：舌质的望诊，要注意神、色、形、态的变化。

神的表现主要在舌质的荣枯；色的表现有红、绛、紫、蓝、黑几种；舌形宜察舌的老嫩、裂纹、胀瘪；舌态要审软硬、战萎、舒缩、歪正等。

舌质荣润有光泽，谓之有神；晦暗没有光泽，失去血色，是为失神，多属恶候。

舌质由淡红变红，由红而绛而紫，说明血分有热，步步深入。舌蓝无苔，光平如镜，是胃气已竭，若寒伤阳气，或血虚不荣，舌必淡白。若有瘀血疼痛，气滞血瘀，舌质多见青色或有瘀斑、瘀点。

舌质坚敛苍老，不论苔色如何，其病多属实证；舌质浮胖娇嫩，或舌尖边有齿印，不论苔色如何，其病多属虚证。若有芒刺，多属热邪内结，舌有裂纹（非生理性的）多属热盛或阴不足。舌肿胀，病多属血分，或为痰饮，或为湿热内蕴；若舌瘦薄嫩而淡红者，多属心脾两虚，气血不足；若瘪而红绛，多属阴虚热盛，津液大伤。

（2）望舌苔：正常的舌苔是由胃气形成，舌面体有薄白而清净的苔，不滑不燥，干湿适中。若有疾病，舌苔也随之改变。如温热病时，舌苔由白而黄，由黄而灰，由灰而黑，说明热邪步步深入。同时还要结合观察舌苔之厚薄、润燥、腐腻等综合考虑。大致观察舌苔之厚薄，可知邪气之深浅；苔的润燥，可知津液的存亡；苔的腐腻，可知肠胃的湿浊。

综上所述，可以看出望诊在诊断中的作用。观察患者神气存亡，是医生诊断中的重要问题。四诊中都有一个考察神气存亡的问题，其中望诊观察比较直接，容易看到。如形羸色败，面如土色，失去光泽，或大病久病出现撮空理线，循衣摸床，耳轮干枯焦黑，鼻孔如烟熏等，都是病至垂危、神气将亡的表现。当然，医学发展了，若抢救及时，或可望生，但要引起医者足够的重视。

脏腑的虚实，气血、津液的盈亏，以及病邪的深浅，从舌与舌苔上可以观察。大抵察脏腑、气血的虚实，重点在于看舌质；察病邪的深浅和胃气的存亡，重点在于看舌苔。

从舌苔的颜色、厚薄、润燥等变化，可以反映邪热的进退、津液的存亡。当然也要结合其他方面全面考虑。如黄腻苔为湿热内盛，但有些有烟茶嗜好的人，也可以有黄腻苔，内无所苦，药之不去，不能以湿热论治。

明、清以来，由于对热性病的研究深入，对于察舌验齿，也积累了丰富的经验。是中医诊断学中的一个发展。

（二）闻诊

主要是用医者的听觉和嗅觉诊察疾病。包括听声音、嗅气味两方面。通过对患者的言语、呼吸、咳嗽、喘息、呻吟等声音和口鼻气味以及患者的排泄物等，来辨别疾病。

古代的闻诊，主要是以五脏应五声、五音、五臭，五脏有了病变，声音、气味也会有所变化。后世学者，不断增加新的内容，使闻诊，也有许多发展。

听声音，主要是辨虚实。凡是声音粗壮、高亢的，多属实证、热证，如狂言、谵语等皆是；凡声音细微、低沉的，多属虚证、寒证，如呼吸微弱、郑声等皆是。久病呃逆，是胃气将败也。大病久病，闻细语、郑声，见循衣摸床，是精气之夺也，多属危候。

嗅气味主要是辨寒热。患者的口气、鼻气，以及二便及经带等排泄物，凡臭秽者多热，腥气者多寒。小便黄赤浊臭，多是湿热。矢气酸臭多是宿食停滞。

闻诊之听声音、嗅气味，是望诊、切诊、问诊不能代替的。当然闻诊之听其声、嗅其味，还得和其他三诊结合起来，才能作出比较准确的判断。

（三）问诊

医生对患者或其家属，有目的的询问病情，以利于明确诊断，就是问诊。问诊的目的在于获取与辨证施治有关的资料。患者的有些症状和体征，由医生的检查可以得知，如脉象、舌苔等，有些是主观感觉，如疼痛、胀满等自觉症状。还有些是与疾病有关的其他情况，如患者的现在病史、生活史、家族病史，以及起病和治疗经过等情况，必须靠问患者及家属才能得知。而这些情况对诊断疾病，是必不可少的。

问诊的内容很广泛，问一般情况（包括职业、婚姻、籍贯住址等），问生活习惯，问家族病史和既往史，问起病情况，问现在症等。

问现在症，是问诊中的要点，是辨证的主要依据之一。明代张景岳的《十问篇》基本上包括了问诊的要点，言简意赅，成为后世学医者必读之书。《十问篇》的内容是："一问寒热二问汗，三问头身四问便；五问饮食六问胸，七聋八渴俱当辨；九因脉色察阴阳，十从气味章神见。"后人把后二句作了修改，改为"九问旧病十问因，再加服药参机变；妇人尤必问经期，迟速闭崩皆可见，再添片语告儿科，天花麻疹全占验。"

问诊时切忌生硬，对患者要耐心体贴，使患者能讲出自己的所苦。若述说病情离题过远时，要给以引导，但切忌主观暗示，让患者按自己的实际讲述，以免造成错误判断。

（四）切诊

切诊是医生用自己的手，对患者的体表进行触摸按压，获取辨证资料的一种诊断方法。切诊分脉诊和按诊两部分。脉诊是按脉搏；按诊是对患者的肌肤头身、四肢、胸腹及其他部位的按压触摸。其中脉诊中的腹诊，经验尤其丰富。

切诊，是具有中医特色的诊断方法，几千年来，经过历代学者的不断研究和发展，积累了极其丰富的理论和经验。

切诊，是医生从接触患者开始，整个诊断检查过程中的最后一道检查，也是最重要的一道。具有它显著的特点和内容。

二、四诊合参的意义

（1）四诊，就是望、闻、问、切四种诊断手段；合参，就是把四诊获得的诊断资料，综合分析，由表及里，由此及彼，去粗取精，去伪存真，反复思考，推理判断，得出正确的诊断。

四诊有着不同的角度和目的，可以互相联系和印证，而不能互相取代。如患者的发病起因、病情经过、自觉症状、治疗过程、既往病史等情况，必须问诊才能得知。患者的声音气味有什么变化必须进行闻诊。患者的神色形态有什么异常，必须进行望诊。患者的脉象和胸腹腹体有什么变化，又必须进行切诊。疾病是复杂而多变的，症候显露有真有假。故诊法有"舍证存脉""舍脉存证"的区分。若四诊不全，便得不到患者全面而详细的所有辨证资料，辨证很难准确，甚至作出错误的诊断。

（2）四诊各有相对的独立性和片面性。四诊，是医生利用自己的感官，获取辨证的资料，有相对的独立性，也有相对的片面性。这种片面性，来自患者和医生，其中又有主观的和客观的两方面。

患者的主观因素，可分为有意与无意。有意的主观因素，如疼痛、恶风恶寒、腹胀、喜暖喜冷、眩晕、渴与不渴等这些自觉症状，甚至包括大便次数、月经多少等可以观察而不便观察的症状，由于某种原因，患者可能把相反的虚假情况提供给医生，至于病史和以前的治疗情况，也要由患者陈述提供，也可以由于主观因素而改变。

患者无意的主观因素，如病史、自觉症状，由于忘记，说不清楚或提供与事实相反的情况；老年人记忆差，年轻人不在乎，有些症状述说不准确。舌苔颜色，可以由于饮食、药而染色。患者往往不知道它的利弊，不问不说。

医生的主观因素，由于诊断不认真，观察不仔细，粗枝大叶，或由于水平关系，或由于光线不好，患者体位不正，或由于患者不合作，望诊时观察舌苔，把白苔看成黄苔，苔不腻看成腻；切诊时，脉的浮沉迟数等脉象，也可以弄错；腹诊时，把粪块或器官误诊成包块。有些症状和体征，处于疑似之间，很难确定。有些脉象似滑非滑，似弦非弦，真是"心中了了，指下难明"。

患者的客观因素，疾病本身出现许多虚假情况，真真假假，有虚有实，有阴有阳，难以辨清。如阳虚的患者可以出现恶热烦躁，口渴喜饮，脚手心烧，腹部胀满等假热表象；实热证，可以出现四肢逆冷、脉象沉微的假寒证，"大实有羸状""至虚有盛候"，若不四诊合参，先入为主，或大而化之，只凭一诊，就下诊断，势必犯"虚虚实实"之过，轻则加重病情，延误病机，重则损人性命，贻害于人。自古至今，感叹庸医之杀人者，何岂少耶！

（3）四诊合参是认识疾病的过程，是完成认识的需要。诊断一个病或证，是一个认识的过程。证或病是属于概念，它已不是感知，而上升到理性认识。望、闻、问、切取得的诊断资料，是感性的、片面的材料，是疾病的外部表象，有真有假，还没有把握疾病的内在本质。要认识疾病的内在本质，就必须对四诊获得的感性材料，在头脑中进行反复的思考，由此及彼，由表及里，去伪存真，分析综合，判断推理，进行辨证，确定诊断。这是一个完整的认识思维过程。光有四诊，不能合参，就等于光有感知没有判断推理。认识处于感性认识阶段，没有上升到理性，没有完成这个认识过程。失误是必然的。

（4）四诊合参举例

案1　狄某，女，29岁，河北省定州市人。

1962年4月16日初诊，患者自觉身如火燎，昼轻夜重，口渴冷饮，热水不敢下咽，恶热无汗，小腿肿胀疼痛，腹胀满大如怀妊五月。大便如常，小便不黄，苔薄质红，脉沉细。

此病已经一年多，久治不愈，前医以缓泻消胀及滋阴清热之品，药后得泻稍觉腹胀减轻，旋即肌如火燎，烦渴冷饮愈益加重。后改八味地黄汤而治愈。

按：此例患者，得病年余，投医多人，皆以其年轻体质尚壮，热象比较明显，以实热证论治，投苦寒之药，愈治愈重。患者虽有身如火燎、口渴冷饮、腹胀满等证，但是脉沉细无力、苔薄白。说明非实热也，肾阴阳俱亏，阳虚更甚，虚火浮越于外，是假热真寒，所以用八味地黄汤加味而治愈。此例是脉真而证假，当"舍证从脉"。患者得病一年多，治疗没有间断，不但没有效果，反而愈治愈重，是医者之过，缺乏认真的脉证合参，给患者带来了不少痛苦。

案2　黄某，男，60岁。

1973年6月3日，患者哮喘病10多年，每年冬天加重，发则咳嗽气喘不能平卧，咳吐稀泡沫痰，下肢浮肿，大便稀，一日二次。脉弦大而数，苔薄质绛。

患者以舌脉而论，一派热象，舌绛而干，脉大而数且有力。但是用药稍凉，则大便溏泻，疲乏无力。故"舍脉从证"，以脾肾阳虚论治，用八味地黄汤合人参蛤蚧散加活血化瘀、止咳化痰之剂，症状减轻。以上药配成丸药料，每年夏天一天1~2料，10年来症状平稳。

按：本例患者，若仅凭脉看舌，当断为热证，可以诊断为"肺热咳喘"，但是有几个重要因素，一是喘病10多年，遇寒加重，是个"喘家"，二是大便稀，稍服凉药即泻。年届过花甲，精气衰于下，喘出于肾，遇冬加重，便稀遇寒加重，是脾肾阳虚之征，所以，虽然脉弦大，舌质绛，不能断为热证，是说明阳虚之中有阴虚和气滞瘀血。八味地黄汤，是补阴中之阳，实为阴阳俱补之方，正合此类患者。

（5）如何看待切诊居于四诊之末

《灵枢·邪气脏腑病形》篇说："余闻之，见其色，知其病，命曰明；按其脉，知其病，命曰神；问其病，知其处，命曰工。"

《难经·六十一难》说："经言望而知之谓之神；闻而知之谓之圣；问而知之谓之工，切而知之谓之巧。"从此，望、闻、问、切，神、圣、工、巧便流传下来。这样把切诊摆到最后，即四诊之末，但是并不等于说，切诊不重要。如上所述，四诊是中医诊断学的核心，是一个整体。它们既有相对的独立性，又有紧密的联系性，是辨证的统一体。临证时，必须密切配合，四诊合参，才能正确地辨证。

《素问·阴阳应象大论篇》说："善诊者，察色按脉，先别阴阳；审清浊，而知部分；视喘息、听声音，而知所苦；观权衡规矩，而知病所主；按尺寸、观浮沉滑涩，而知病所生；以治无过，以诊则不失矣。"

这就明确地指出了，诊断的过程，是通过望、闻、问、切四诊，而综合分析，确定诊断。不是单靠任何一诊而定诊断。

中医四诊之望、闻、问、切，犹如西医的望、触、叩、听，是接诊患者的一个顺序过程，不能说哪个重要，哪个不重要，应当说都重要，缺一不可。临床上常常是色、脉、证合参考虑。例如肝病面色当青、脉弦、胸胁苦满等，便是色、脉、证相应。反之肝病面色纯白，为逆。又如虚寒下利，病久肉削，为正气大虚，这时脉应沉而无力，是脉证相合为顺，若脉浮而大，为经气下泄，脉气上浮，经脉相离，是为逆，预后多凶。

三、对四诊发展的展望

（1）几千年来，中医学在诊断方面，积累了丰富的经验，形成了独特的体系，有着以下鲜明的特点。

①对症状的观察和描述细致入微。如望诊中"审神气的存亡，可知病的死生；察色的泽夭，形态的常变，可别病的轻重浅深。"（《中医诊断学讲义》）对于面色的望诊、舌诊以及耳、鼻、口唇、牙齿和小儿指纹的望诊，是十分细微的，是其他医学所不及的。

②脉诊中医发明最早，研究观察得很细，传播很广。阿维森纳在《阿维森纳医典》中就吸取了王叔和《脉经》的内容。

③注意胃气的存亡。这一思想贯穿在望、闻、问、切四诊之中。

④整体观念。对于任何一个症状，都放在全身整体中去观察，从不孤立地看待。若单独抽出一个症状，则什么问题也说明不了，无任何意义。

⑤很强的时空观念。一个症状在不同的时间、不同的地区、不同的人身

上，有不同的含义。人的肤色、脉象等会受地域、时间、情绪、饮食等发生改变。有些情况下是病，有些则不是病态。

⑥对汗和二便的观察很细，解释的意义不同，是西医学所欠缺的。通过对汗及二便的观察，可以了解人体气机的出入升降，意义很重要。

中医诊断的特点还可以举出很多，它的经验确实是很丰富的。但是我们也应该看到，诊断的手段主要靠医生的感觉，获取的资料，大部分是定性的，缺乏定量的，不能精确化、规范化。使初学者感到难以掌握，只能在长期的实践中，在老师指导下，摸索掌握。

我们在实践中看到，同样的四诊材料，反映到不同的医生头脑中，会有不同的辨证和施治，治疗效果也不一样。这就有个经验问题和水平问题。四诊合参，是个复杂的思维过程，受多种因素的影响。近年来，通过电子计算机，把中医专家的经验，整理加工，编制成"中医专家系统"，用于诊疗和保存，是继承发扬中医学一个新的尝试。

（2）中医学有不断汲取自然科学各方面的新进展、新成就，以发展自己的优良传统。一部《黄帝内经》就涉及天文、地理、气象及社会科学等学科的问题。但是近百年来，由于种种原因，中医受到歧视和排挤，缺乏利用现代科学技术进行研究，使中医的理论和特点，没有得到进一步探索和说明。衡阳会议以后，这个工作才处于起步阶段。有些地方已开始多学科地进行研究。我们相信中医四诊中如面色、舌苔、脉象等检查，有一天会用新的仪器进行定量化、规范化的检查。

题记：这是给《中医脉诊学》写的稿件，书由天津科学技术出版社发行。

中医药对世界各族裔人群都有效

一、在校学习的一些回忆

（一）印象深刻的几件事

1958 年，我们第一次到矿区，我被分到门头沟煤矿门诊实习。记得有一天四五个人抬来一个患者，他忽然下肢瘫痪而不能行走，家属很是着急。我们在杨甲三老师的指导下为他针灸，又拿了几包药给他内服。二诊时，患者是拄拐杖由人搀扶着来的。三诊时，患者是自己走着来的。这个患者，大概治疗了十多次就痊愈了。针灸效果如此之快，着实令人吃惊。后来我们还把这个病例编成了快板演出过。

1959 年 3 月，我们第二次到矿区。这次共有 20 多位同学和 4 位老师，由我和张吉负责。这次经历，我一生难忘。我们每周下矿两次，和工人共同劳动。除了掘进、打眼、放炮我们没有参与外，其他劳动我们都参加了。通过这次劳动，我们看到了煤矿工人可贵的奉献精神，他们为了给国家多产煤，冒着一定的危险，常年奋战在井下。煤矿上受伤的往往都是些老模范、老工人，他们上班在前，下班在后。我们下矿一次，一周吐出的痰都是黑的，使用一次钻机，胸痛好几天。两吨重的煤罐，要推几百米才能到井口。煤来之不易，打那以后，在路上看到再小的一块煤我都要捡起来，因为它是工人的血汗换来的。

在城子矿的四个月，我们治好了不少病。印象最深刻的是我用补土生金法治好了几例久咳不愈的患者。所以，我的实习心得写的就是《试论补土生金法》。

跟孙华士老师实习时，曾见到过这样一个病例：一位年轻工人受寒后，阴茎向腹内收缩，他怕缩进去出不来，便用绳子把阴茎系住，然后把绳子绑在腰上。孙老师一看，对我们说："这是'寒中少阴'，用麻黄附子细辛汤。"果然，没用几服药，这位患者的病就好了。我到美国后也碰到过几个类似的病例，用老师的方法，果然效如桴鼓。

还有一件事我难以忘怀。1956年寒假我没有回家，同学们选我担任"寒假委员会主席"，由我组织同学们的寒假活动。于是我把同学组织起来，拜访在京的名老中医。老前辈们看到我们这些中华人民共和国成立后的第一批中医大学生，都非常高兴。施今墨老师给我们讲了他办"华北国医学院"的艰辛历程，教导我们要努力学习，掌握中医本领，服务人民。瞿文楼老师曾是一位太医，当时他已经不能下地了，但见了我们也非常高兴，给我们讲了许多含义深刻的话，使我们终生难忘。他说："我行医多年，回想起来自己在医道才挂了个号，一脚在门内，一脚还在门外。当个医生不容易，就像开杂货店，什么都得准备，例如糖类、红砂糖、白砂糖、水果糖……不能人家要红砂糖，而你只有白砂糖，那是不行的。"意思是说，当个医生不容易，医学知识要十分丰富，因为疾病千变万化，你要认识疾病，才能治得了病。不能一知半解，中医学术深奥，浅尝辄止是掌握不了的。老人家还教导我们要戒骄戒躁，努力学习。60岁以后，我才对老人家的话有了深刻理解。那时我突然感到自己知识贫乏，许多书该读未读，许多经典还没读懂读透。他老人家的教诲，不断在我脑际萦绕，促使我再学习、再领悟。我想其他同学也有同感。

（二）老师爱生如子

上大学期间，老师对我们就像对待自己的子女一样，无论是在学习上还是在生活上，老师们都不遗余力地帮助我们，我们永远怀念他们。

我以方鸣谦老师为例，方老师是我上大学前的张汉祥老师的师兄。我到北京中医药大学以后，张汉祥老师领我认识了方鸣谦老师，让方老关照我。方老让我每个礼拜天到他家里去，给我讲一些他的治病经验。有一次我向方老请教滋阴降火汤的用法，他详详细细地给我讲解了滋阴降火汤的加减变化。1960年是国家的困难时期，妇女闭经、子宫脱垂，一般人浮肿的很多。我们在去甘肃进行医疗救助前，他又给我详细讲解了这些病的治疗原则，使我进入灾区后工作起来得心应手。

方鸣谦老师曾给我一部他父亲编辑、印刷的《影明本医家秘奥》，让我详读。

方老师善用六味、八味、补中益气、人参养荣、逍遥散等方剂解决难病大病。我在临床中使用这些方剂，多受益于方老师的教导。

另外，于道济老师拿钱给我们买书；李介鸣老师上班早到晚归，给我讲他治病的经验；宋孝志老师晚上给我辅导《伤寒论》。

更使我感动的是，我们毕业后，老师们还继续关注着我们的成长。刘渡舟老师、董建华老师、孙华士老师应邀去西北会诊或路过兰州，还把我叫到跟前，给我讲他们的经验。秦伯未老师给我题字，勉励我继续前进。任应秋老师、董建华老师在病中还给我编写的书题写书名。这一切都使我永远难忘。

（三）在校时浏览的一些医书

在学习经典的基础上，适当浏览一些医书，对于加深对经典著作的理解和提高临床处理疾病的能力都有很大帮助。

我读过的医书大致有：《医学心悟》《徐灵胎医书全集》《脾胃论》《内外伤辨惑论》《医贯》《笔花医镜》《影明本医家秘奥》《本草备要》《汤头歌诀》《濒湖脉学》《药性赋四百味》《伤寒瘟疫条辨》《医林改错》《景岳全书》《类经》《先醒斋医学广笔记》《医学衷中参西录》及各种医案读本等。

记得我在读《医贯》的时候，曾遇到一位从河北省定州市来京治病的患者。这位患者口渴引饮，腹胀，五心烦热，下肢水肿，睡眠不佳，久治不愈。问其原因，乃五年前收麦归来，在地上泼水取凉得之。患者曾多方求医，然皆见效不大。我们接诊后，前两次给生地、白芍、天麦冬等滋阴之药，虽小有效果，但继续服用则不见效了。我看到《医贯》上也有类似的病例，赵养葵断为命门火衰、阳虚为主、虚阳外越，属真寒假热之证，给大剂八味地黄汤浓煎冷服。我如法炮制，果然数剂症状全消，后以八味地黄丸巩固疗效。我把这个病例告诉了任应秋老师，他问我根据什么给患者服八味地黄汤，我说主要根据舌脉，她虽口渴引饮、五心烦热、腹胀水肿，但脉沉细、舌质胖，所以断为阴阳俱虚，以阳虚为主。后来我又遇见一患者，他咽干口燥，膝至脚发热难忍。先以滋阴降火法治之，似效非效，后改用八味地黄汤大剂浓煎冷服，数剂而愈。

汤头歌诀，我念的是汪昂的《汤头歌诀》。汪昂将他行医几十年的经验体会都融合在书中了。如归脾汤的歌诀："归脾汤用术参芪，归草茯神远志随，酸枣木香龙眼肉，煎加姜枣益心脾，怔忡健忘俱可却，肠风崩漏总能医。"在这首歌诀里，"益心脾"三字画龙点睛，高度概括了归脾汤的作用。

脉诀，我读的是《濒湖脉学》。我觉得《濒湖脉学》念起来比较顺口，也容易理解。此书是李时珍晚年所作，把他和他父亲两代人的经验体会都融在书中了。这个书的白话解，是任应秋老师作的，1973年2月，我去看望他的时候，他签名送我一本，让我阅读。

《濒湖脉学》给二十七脉每个脉写了"体状诗""相类诗""主病诗""分部诗"，便于读者理解和体会。如浮脉"体状诗"云："浮脉惟从肉上行，如循榆荚似毛轻。三秋得令知无恙，久病逢之却可惊。"记得1961年我奉命去甘肃救灾时曾收治过一名青年痢疾患者，患者脉象一直沉细无力，然而有一天突然出现了浮大脉，其他医生说，这位患者是否有好转之象？我想起"久病逢之却可惊"，便赶快采取急救措施，但是患者很快衰亡。由此可知，古人书是实践的总结，非虚言也。

本草书我读过不少，除《神农本草经》《本草纲目》外，还有《本草备要》《本草从新》《新修本草》《得配本草》等，但印象最深的还是《药性赋四百味》。我觉得它概括性强，容易记忆，如"人参味甘，大补元气，止渴生津，调荣养卫""黄芪性温，收汗固表，托疮生肌，气虚莫少"。区区十几个字，就把人参、黄芪的功效概括无遗。

二、甘肃工作回望

1953年至1956年，我参加了甘肃省中医院的筹建工作。1962年，我从北京中医药大学毕业后又回到甘肃省中医院工作。1969年，我和于己百等人奉命筹建甘肃省西医离职学习中医班（即甘肃省新医药学研究所，现在甘肃省医学科学研究院前身），并承担教学工作。1977年至1978年，我又参加了甘肃中医学院的筹建工作。

我是20世纪70年代全国第一个中医厅长，也是迄今为止在位时间最长的厅长。1984年，我倡议召开甘肃省振兴中医大会，并负责大会的具体筹备和组织工作。这次大会受到省委、省政府主要领导的高度重视，开得很成功。会议制定了甘肃省发展中医药事业的战略目标和规划，省政府决定拨款扶持中医发展，每年建5~7所县市中医医院。至1995年，全省共建起70多所中、藏医医院。在甘肃的这几十年中，我跑遍了全省，每所新成立的中医院都有我的脚印。

我是《甘肃中医》杂志的创办者和主编，是甘肃中医药学会、甘肃针灸学会和甘肃中西医结合学会的筹建者。

由于有了学会和中医药杂志，使甘肃省中医药人员有了学术交流的平台，学术空气空前活跃起来了。

在我的推动和同仁们的努力下，甘肃省负责组织了几次比较大的国际、国内中医药学术研讨会。

1983 年，纪念皇甫谧诞辰 1768 年及针灸学术研讨会在兰州举行，全国有名的针灸专家，如邱茂良教授、黄羡明教授等应邀前来参加，并作学术报告。

1984 年，全国中西医结合儿科学术研讨会在兰州举行，全国有名的中西医结合儿科专家应邀参加并作学术报告。

1985 年 10 月，全国名中医学术思想研讨会在兰州召开，福建中医学院俞慎初教授和中国中医科学院余瀛鳌教授、何绍奇教授、北京中医药大学鲁兆麟教授、新疆医科大学刘欢祖教授等参加并作学术报告。

1986 年，全国中医院校中医耳鼻喉讲义编写研讨会在兰州召开，著名耳鼻喉科专家干祖望教授、王德槛教授、王德林教授、华良才教授等参加。

1987 年，全国脾胃病、痹病学术研讨会在兰州举行，国医大师路志正、焦树德和沈丕安等教授参加。

1987 年，秦伯未、任应秋教授学术思想研讨会在兰州召开，谢海洲、陆志博、张吉、赵锜、黄敬彦、韩梅、朱琬华等教授参加。

1990 年，在兰州举办国际针灸学习班，来自英国、法国、意大利、瑞士、澳大利亚、新加坡、马来西亚等国的 50 多位学员参加。

1990 年，敦煌医学国际学术研讨会在敦煌召开，澳大利亚中医药研究院院长黄崙和中国中医科学院马继兴教授等参加。

1991 年，全国骨科学术研讨会在兰州举行，施杞等有名的专家参加。

1993 年 9 月，在甘肃敦煌召开了七省区中医药管理经验交流会，除西北五省区外，尚有广东、四川两省卫生厅局领导参加。

1994 年 7 月，针灸与中医走向世界国际学术研讨会第二届大会在兰州召开，来自英国、法国、瑞士、新加坡、马来西亚等国的 200 多名学者参加。

为了加速甘肃省中医药人才的培养，我们积极和北京中医药大学、广州中医药大学联系，让两校每年各招收甘肃籍学生 10~15 名。多年下来，使甘肃省中医药人员的构成发生了变化，东西南北互有交流，无形中提高了本省的中医药水平。藏医除了本省培养外，还和西藏、青海广泛交流。

另外，我们对藏医的发展也非常重视。我多次去甘南藏区深入了解藏医情况，看藏医给群众看病，和藏医交谈。通过调研，我认为藏医有理论、有实践、有疗效，是中国医学的瑰宝。后来，我们积极推动藏医合法化工作。

1978年，全国第一个县级藏医院——甘南夏河县藏医院成立。此后，碌曲、玛曲、舟曲、迭部等县也相继成立了藏医医院。甘南藏族自治州还特批了100多个事业编制，用于招聘藏医参加医院工作。此事引起全国的重视，西藏、青海、新疆等省区卫生厅领导带队前来参观指导。甘肃的做法为全国民族医的发展起到了带头促进作用。

1980年，全国第一个独立的地级藏医研究所——甘肃省甘南藏医研究所成立。同年，甘南卫生学校开设藏医班，使藏医的培养模式由寺庙培养变为国家学校培养。

我在担任卫生厅副厅长期间，始终没有脱离临床，仍坚持每周两次门诊，白天没有时间就改为晚上，为普通群众看病。1985年3月19日，新华社曾发图片新闻报道此事。

三、在美国弘扬中医

退休后，我和夫人张秀娟应邀去美国讲学。讲完学，即将回国时，很多美国朋友说："你已退休了，急着回去干什么，留下来多看一看吧！"其中有位朋友激动地说："美国是竞争激烈的地方，你有真本事就留下来，没有真本事就赶快走！"经他这么一说，我倒要看看自己的本事真不真，也想看一看中医药在外国人身上灵不灵。

我俩租了一间房子，找地方给人打工，开始了人生另一种经历。早上6点多起来，吃点东西，7点多就往英语学院跑，学两个小时英语，然后坐一个小时地铁，去诊所上班。上班时间是早上11点至晚上8点半。有时患者多了，晚上九十点钟才能离开诊室，这样回到家就十一二点了。草草吃点东西，冲个澡，休息一下，又要迎接第二天的工作。那一段时间，不管雨雪多大，我们都得按时上班，因为这是给人打工。后来我们考取了执照，自己开了诊所，情况才有所改善。

在美国的10多年间，我们用中医药办法，治好了许多在美国大医院都治不好的病，用实实在在的疗效宣传了中医药。

我们治疗过的患者来自世界各地。通过实践，我们认为，只要辨证准确，治法得当，中医药在全世界人民身上都有效。中医药的确是一个伟大的宝库，它不但造福于中国人民，也造福于世界人民。

美国的西医学非常发达，在基础研究和某些手术治疗方面，是其他国家望尘莫及的。他们有最先进的现代化检查设备，有一流的西医专家。但是，并不是所有的病他们都能解决，于是患者寻求中医治疗。下面举一些例子。

1. 甲状腺功能低下

1997年8月9日，在美国北卡罗来纳州行医的王医生给我们打电话，说她有许多西医治不好的病，希望我们能寄些中药来给患者试服。我们同意了，让她把每个患者的症状详细告诉我们，由我给处方配药，寄给她，她给患者服用。

案1　患者，男，47岁。

患甲状腺功能低下已15年，一直靠服甲状腺素维持。近日突感疲乏无力，走路没力气，坐下站不起来，必须有人扶才能起来。患者十分苦恼，要求服用中药试试。于是我给他配了脾肾双补的中药10剂。

9月10日，王医生电话告知，患者服药后，疲乏无力明显好转，全身症状都有改善，要求再寄20剂。

10月6日，王医生电话告知，患者服药后，各种症状继续改善，疲乏无力显著好转。患者原来以为自己的病治不好了，很悲观，现在信心大增。患者服中药期间，还把甲状腺素逐步减量，但感觉仍然很好。王医生说：15年的病，30剂中药能有如此好的效果，真是太神奇了。要求再配20剂。

后来王医生告知，这位患者一直很好。

案2　患者，女，47岁。

1997年3月18日初诊：患者两年前行甲状腺手术后，出现疲乏无力、下肢浮肿、精神沮丧，伴腰酸腿软、怕冷、月经不调（半月一行，经量很少）。其间西医虽给甲状腺素片，症状稍有减轻，但无根本改观。患者脉沉细无力，舌苔薄白质暗红。证属肾阳虚衰，治以补益肾气为主，兼以健脾养心。

患者服药7剂后，疲乏减轻，精神好转。再服7剂，疲乏无力、下肢浮肿、腰腿疼痛都继续减轻。患者此前从未服用过中药，经两周试服，见效果明显，于是信心大增，要求继续治疗。我们劝她逐步减少甲状腺素片的用量，她很同意。后虽停用甲状腺素片，患者身体仍然很好。这位患者经过3个月治疗，症状明显减轻。她说原来以为自己的病治不好了，很悲观，很沮丧。现在服中药后，感觉像变了一个人似的，原来头脑昏昏沉沉，做什么都没精神，现在头脑清楚，体力充沛。中药有这样神奇的疗效，真是没想到。

在美国甲状腺功能低下的患者很多，西医给甲状腺素，症状稍有减经，但不能彻底解决问题。中医辨证论治，确有效果。

2. 肝硬化

案 患者，女，44岁，美国医生。

1996年12月21日初诊：患者查出肝硬化已3年，伴慢性胃炎、冠心病等，现腹胀、疲乏、口干（因有腹水，医生限制饮水）。曾住院检查，确诊为：肝硬化，有腹水，食管静脉曲张，血小板减少，牙龈及皮肤出血。患者有焦虑、紧张、意志消沉等表现。面色萎黄，脉沉细弦，舌苔白厚质暗红。

面黄、腹胀、乏力，脾虚症状明显；脉沉细弦，舌质暗红，是气虚血瘀之象。法当健脾利水，活血化瘀。

方用补中益气汤加茯苓、泽泻、三七、丹参、枳实、连翘等。

因她不会煮药，便做成散剂，分为60包，每次1包，1日2次，用水冲服。

1997年1月24日二诊：服药后自觉良好，大便通畅，小便增多，腹胀减退，食欲增加，疲乏减轻，精神好转。

继续服药4个月，各项化验指标都比以前好转，疲乏、腹胀较前明显减轻。

后因我所在诊所的老板过用香燥活血药，致使患者出现腹胀口干、眼睛发干、手掌发红、脉沉细数、舌苔薄白质红。此阴虚之证明显，予一贯煎加减治之。

服药1个月，口干减轻，手掌颜色变淡，疲乏已不明显。再服药1个月，患者告知，最近在医院复查，脾大缩小，门脉高压症消失。一贯煎加减继续服用，直至痊愈。

这位西医专家知道肝硬化晚期西医治疗没有明显效果，所以来尝试中医中药。结果服中药后，一次比一次好，于是信心大增，坚持服用1年多，直至腹胀消失、多项指标正常。

3. 寒邪直中少阴

案 患者，男，38岁。

2003年3月10日初诊：患者诉两月前感冒，后出现头晕、疲乏无力、出虚汗、怕冷，至今未除。经过西医全面检查，各项指标都正常。经过详细询问，患者诉病后无性欲，而且阴茎、睾丸抽痛。脉沉细无力，舌苔白质胖。

此系寒邪直中少阴，非寻常之外感。治宜温阳散寒，表里双解。方用麻黄附子细辛汤加味。服药 6 剂，患者怕冷、疲乏明显减轻。再服 6 剂，头晕等疲乏诸症消失，唯余轻度少腹及睾丸抽痛，后以八味地黄丸收功。

这位患者，夫妻俩都是西医。丈夫病后，曾去医院进行过 3 次全面检查，结果一切正常，但患者就是头昏、怕冷、阴茎抽痛，而且一天比一天重。西医查不出什么问题，所以无法治疗。但中医通过辨证论治，患者轻松获愈。由此可以看出，中医在对某些疾病的看法和处理上并不落后，反而是超前的。

4. 前列腺炎

案 患者，男，42 岁。

2001 年 8 月 16 日初诊：患者自述查出前列腺炎已 3 年，这 3 年虽中西药物未停，但病情时好时坏。现小便不畅，尿有余沥，腰背、下肢沉紧，少腹及睾丸抽痛，疲乏无力，怕冷，脉沉弦无力，舌苔白。

证属肾阳虚，寒滞经脉。治宜温肾逐寒、补气活血。

以八味地黄丸加黄芪、刘寄奴治之。

患者服药后，一次比一次好，直至症状完全消失。

我看过这位患者以前的处方，净是一些清热解毒药。我想开方的人可能是西医，或是被西化了的中医。他们一听说是前列腺炎，就觉得要消炎，早就把辨证论治抛在脑后了。

前列腺炎是美国男性的高发病，手术是主要治疗手段。有些患者不愿手术，有些患者术后症状不减，其实，应用中药、针灸调理治疗，效果很好。

5. 夜汗

案 患者，女，55 岁。

1999 年 4 月 4 日初诊：患者每天夜间出汗很多，无论是睡着还是醒着，有时衣衫全湿，需要半夜更衣方能睡觉，有时一夜要换两次衣服。由于影响睡眠，所以白天感到疲乏，影响工作，患者为此十分苦恼。此病夏天轻冬天重，已 20 余年。曾去过美国好多医院，西医给服激素，也找过中医，但均无效。大便正常、小便次数多。怕热，口干，血压正常。脉沉细，左寸旺，关脉弱，舌苔薄白。

脉沉细两关弱，属气血虚弱，中气不足；怕热、口干、左寸脉偏旺，属阴虚心经有热；汗者心之液，久汗多汗，心血必虚，血虚生热，又加重汗出。夜间汗出，多与肺有关，荣卫不和，宜先清肺热。

方用泻白散加味。嘱其分两次服，睡前服一次，半夜服一次。

4月25日二诊：服上药后，出汗减少，精神好转，睡眠改善。小便频，眼睛疲劳，有疼痛感，脉沉细，左寸旺，舌苔薄白。前方打成细粉，装入胶囊，每服6粒，1日2次。

5月9日三诊：最近夜汗未再发生，患者十分高兴，说没想到困扰了她20多年的痼疾，中医一个多月就给解决了。

6. 皮肤病

（1）湿疹

案 患者，女，13岁。

2003年1月20日初诊：患者5岁时曾患湿疹，在某医院用激素疗法治愈。近一年又复发，严重时颈部、脸部渗出严重，并向四肢、躯干发展。抓破后反复感染，西药无效。西医告诉她："此病一辈子都治不好，得带病一生。"说得患者情绪极度低落，不爱说话，怕见人，同时有尿频尿急的症状。去年9月开始病情逐渐加重，伴大便干。

证属脾虚湿盛，治宜健脾利湿，针药并用。

经过3周的治疗，孩子面部、颈部的湿疹干燥，皮损面积缩小。同时告诉患者，这个病中医能治好，只要你坚持治疗。孩子久违的笑声又回来了。

这个患者经过两个多月的治疗，颈面部及四肢皮损消退，面色红润，嘱继续服药以巩固疗效。后患者一直很好，湿疹没有复发。

此病中医重在内治，进行全身调理，光止痒是不能解决问题的。除了利湿、燥湿、祛风，健脾才是治本的方法，不可忽视。

（2）慢性荨麻疹

案 患者，女，47岁。

1997年5月30日初诊：患者5年前从外州迁来，旋即发病。虽经西医治疗，但病情反复发作，全身出疹块，痒甚。近两年加重。伴恶寒怕冷，疲乏无力，焦虑失眠，自汗，腹胀，食后加重。大便二三日一次，不通畅。

此属表里同病，以防风通圣散治之。

6月24日：患者服药后，大便通调，荨麻疹减轻，当天出当天消退（未服药前，3天后才开始消退）。效不更方，予防风通圣散继服。

后患者告知病已痊愈。

治疗皮肤病，是中医一大优势。对于皮肤病，西医与中医看法不同，治疗迥异，效果差别也很大。希望国内研究机构能够加强这方面的研究，给中医健脾燥湿、祛风凉血等疗法一个科学的说明，我想这就是一大创新。

7. 糖尿病

案1 患者，女，53岁。

1997年8月9日初诊：患者查出糖尿病已1年多，空腹血糖维持在8~10mmol/L。口微干，胃痛、胃胀、脱发，右侧偏头痛，且有花粉过敏。脉弦略滑，舌苔薄白质红。

患者胃痛胃胀、大便干、脉弦滑，为中焦不通、胃有积滞，宜以下法，予大柴胡汤加减。

8月12日二诊：服药3剂，腹泻3天，胃胀痛减轻，体重减轻约2.72斤，血糖也降低了，空腹血糖降到6.1mmol/L左右。大柴胡汤中川军减量，继续服用。

11月9日三诊：自服上药后，胃胀痛减轻，偏头疼再未发作，空腹血糖一直稳定在6.1mmol/L左右。

案2 患者，男，48岁。

1997年7月8日初诊：患糖尿病5年多，每天注射胰岛素，空腹血糖在13.9~16.7mmol/L之间。口渴，食纳尚可，无特别饥饿感。睡眠不好，疲乏，有时头疼，大便干，两日一次，脉沉细无力，舌苔薄白质略红。证属气阴两虚，阴虚内热。以养阴清热、补益气血之法治之。

7月15日二诊：服药7剂，自感精神略好，疲乏减轻。血糖略降（12mmol/L左右），便干减轻，有时心慌急躁。稍加清热药再进7剂。

7月22日三诊：精神大进，疲乏、口渴明显减轻，空腹血糖12.2mmol/L。脉细无力，舌苔薄白。继续服用二诊所服中药。

7月24日患者来诊所告知，他的血糖已降至8mmol/L，而且这是在停用西药两天后测得的。患者认为这完全是中药的功劳，所以他相信中医能治好他的病，要求继续服用中药。

7月29日四诊：患者血糖继续下降，今晨空腹血糖7.37mmol/L。继续服用三诊所服中药。

8月12日五诊：血糖继续下降，今晨空腹血糖是5.2mmol/L。患者说，血糖降到这么低，是这几年都没有见过的，自己感到精神很好，不觉疲乏。

这位患者是美国曼哈顿一家公司的高级职员，他们的医疗保险很好，可以到大医院就医。但是注射胰岛素和服降糖药，空腹血糖仍然很高，患者害怕产生并发症，要求中医治疗。自服中药后，血糖逐步下降。这说明中医疗法在美国糖尿病患者身上同样有效。

8. 肿瘤

案1　患者，女，63岁。

1997年6月20日初诊：患者因疲乏于5月1日去医院检查，结果发现肠癌肝转移，已至晚期，无法手术，在家等待化疗。经其女劝说来我诊所试服中药。查：脾大至脐，肝大至脐下两横指，有腹水。患者面色萎黄，疲惫不堪，不能久坐，需人搀扶，睡眠不好，食纳不佳，腹胀，下肢浮肿，脉沉细无力。

证属正气大虚，虚实夹杂，治宜扶正抗癌，方用补中益气汤加减。

6月28日二诊：患者在外州，家人来告知，服前药3剂后即觉好转，疲乏减轻，食欲增加，但睡眠仍然不好。前方加浙贝、生牡蛎、柏子仁、夜交藤，继服7剂。

7月5日三诊：患者自述药后睡眠、精神明显好转，食欲增加。查：肝、脾各缩小两横指。腿肿有退，面有红色，走路不需搀扶。脉沉细略有力，舌苔薄白质淡。继服14剂。

9月18日患者来诊，我不在，由其他医生接诊，开药不详。

10月4日四诊：患者托朋友电话告知，上次开的药服后不舒服。现在西医进行化疗，白细胞很低，要我配15剂药寄出。

10月21日五诊：自述药后精神继续好转，食纳佳，大便调，胃不痛，疲乏不明显，睡眠尚可，口不干，脉沉细，较前有力，舌苔白厚质淡胖。化疗后白细胞降到2×10^9/L，现已恢复到9×10^9/L。患者丈夫告诉我，原来患者坐下不敢动，现在到处跑，中药的力量真是神奇，使人觉得不可思议。继服14剂。

11月6日六诊：患者朋友转告，患者情况继续好转，去医院查，大肠癌肿、肝脾肿大都比以前小了。做化疗别人有反应，患者反应不大。据家属讲："这种奇迹，简直使人不可思议！"现患者食纳佳，面色不黄，睡眠欠佳，每晚睡5、6个小时。继服14剂。

后来家属电话告知，患者因化疗导致肾衰竭去世。我们治疗的几位肿瘤患者，都不是死于肿瘤，而是死于化疗的不良反应，岂不悲哉！治疗肿瘤，应以人为本，遵守"存津液，保胃气"的原则。

案2　患者，女，77岁。

1996年8月27日初诊：乳癌术后10年，近期发现肺部、骨转移。西医院认为不能再做手术了。现患者感到疲乏、咳嗽，背痛，不能吃饭，没有食欲，面色难看。患者在荷兰家中，要求拿几包中药试服。

我们没有见到患者本人，据其家属描述，感觉患者为气血大虚、胃气大伤，应以补气健脾之法治之，药用黄芪、党参、白术、白芍、当归、茯苓、白花蛇舌草、浙贝、青皮、砂仁等，10剂。

9月16日二诊：其女来述，患者服上药8剂后，食纳增加，精神转好。予原方18剂。

10月2日三诊：其女来述，患者服药后感到非常好，吃饭好了，睡眠也有好转，比原来精神多了。原方加草河车，20剂。

10月20日四诊：其女来述，患者服药后仍然很好，不过背仍痛，睡眠欠佳，食纳可。原方加丹参、郁金、元胡、炒枣仁等，再服12剂。

11月10日五诊：其女来述，患者服药后病情继续好转，咳嗽减轻，胸痛也减轻了。原方加生地，18剂。

1997年3月2日六诊：其女来电告知，患者服药后一直很好，原方加减，21剂。

7月16日，游览途中与患者女儿不期而遇，据她描述，患者服药后一直很好，而和患者一起住院的癌症患者，许多都已故去。现患者吃得香，睡得着，人很精神。她们全家都非常感谢我们，希望继续服用中药。原方18剂继服。

举出以上案例，不是要说明我们的医术有多么高明，而是要说明中医药学确实是一个伟大的宝库。中医药不但在中国人身上有效，在世界各族人民身上都有效。疗效是检验医学理论的试金石。希望大家能全面了解中西医学，充分发挥中医药的优势，使它不但能造福于中国人民，而且能造福于世界人民。

四、学术见解

（一）重视保护胃气

胃气乃生命之根，气血生化之源，洒陈六腑，和调五脏。胃气的有无、强弱直接关系到疾病的发生、发展与转归。经云："有胃气则生，无胃气则死。"临证用药要特别注意保护胃气，对于慢性病更是如此，不可滥用猛剂，以免戕伤胃气。

肿瘤患者术后气血大伤，再用化疗，毒入体内，既杀癌细胞，也伤正常细胞，致胃气大伤，患者上吐下泻，免疫系统受伤更重。过度治疗促人早亡，不宜提倡。我对化疗持怀疑态度。医疗行为应以人为本，首先让患者活着，能吃能喝，而后再言治病。否则，肿瘤小了人却死了，这种治疗有什么意义！

无论治疗什么病，都应注意"存津液，保胃气"这个大原则，这是中医治病的特色，我想也应该是所有医疗行为的方向。

（二）治疗慢性病，宜"医患结合，计划治疗"

慢性病病程长，病机错综复杂。我针对慢性病的特点，参合多年临床经验，提出了"医患结合，计划治疗，先行一步"的十二字方针。

所谓医患结合，就是医生在治病时，不能把患者放在被动盲从的位置，应当让患者知道自己所患何病、治疗方案的优缺点。许多慢性病患者，忧心忡忡，医生应耐心讲解、晓之以理、动之以情，让患者心情舒畅。如此患者才能积极配合医生的治疗，才有利于机体的康复。

所谓计划治疗，是指慢性疾病难求速愈，应有一个较长期的治疗计划。既不可死守一方，亦不可频繁更方。反复发作的慢性病，应在发病之前，先行一步进行防治，这样可以收到事半功倍的效果。在治疗慢性气管炎、肺气肿、肺源性心脏病时，采用"春夏养阳，秋冬养阴"的治法，可使许多患者病情明显减轻，甚至不会复发。

（三）重视气机升降出入

《素问·六微旨大论篇》说："出入废则神机化灭，升降息则气立孤危。故非出入则无以生长壮老已，非升降则无以生长化收藏。"脾以升为用，胃以降为和。清气升则浊气降，清阳不升则浊气不降，于是气机阻塞、脘腹胀满、便闭不通、食宿不安、百症丛生。临床上无论患者发热与否，若见便闭不通，必须通调。现举例加以说明。

案1　王某，男，60岁。

因感冒发热入院。西医诊为上呼吸道感染，应用抗生素7天，发热仍不退。家属十分着急，延余会诊。诊得脉弦大而数，舌黄厚而燥，询知大便已3日未解。

此为热结阳明之证，治宜通里攻下。

处方：柴胡 10g　　黄芩 10g　　半夏 10g　　枳实 10g
　　　川军 5g　　　白芍 12g　　银花 10g　　连翘 10g
　　　杏仁 10g　　甘草 6g

水煎，日分2次服。

再诊：服上药2剂，大便很多，色黑臭秽，体温降至正常。前方川军减量，再进3剂，饮食渐增，气力增加。

案2　某女，37岁。

腹胀，大便秘结，睡眠不好，疲乏无力。脉弦有力，舌苔白腻略厚。患者整天坐办公室，缺乏运动，浊气不降，脾为湿困。宗大柴胡汤加减。

处方：柴胡 6g　　　黄芩 10g　　半夏 10g　　枳实 6g
　　　白芍 10g　　川军 5g　　　连翘 10g　　茵陈 10g
　　　甘草 10g　　红枣 5枚

3剂，水煎，日分2次服。

再诊：药后大便得通，腹胀减轻，睡眠转佳。原方再3剂，病瘥。

五、我对中西医某些方面的思考

（一）医学发展的方向是中医

钱学森说过：21世纪医学发展的方向是中医，而不是西医。还原论的方法在历史上曾经起过先进作用，但是现在还用还原论的方法研究人体是不行了。人体是一个开放性的和有意识的复杂巨系统，每个系统又有上亿个子系统。

现在西医院分科越来越细，如脑内科、脑外科、心内科、心外科、肾内科、肾外科等等。内外之中，又细分某某病专科。由于分科越来越细，医生对患者全身情况的了解少了，于是就出现了治肝不管心、治心不管肾的现象。在美国，许多患者每天要吃两大把药，有些人随身带药盒，里面装的是每天要服用的各类药物。药者，毒也，这么多药进入人体，药与药起交叉反应，究竟对人体是益是害，谁能说得清！

国家应该改变目前的以发展西医为主的体制，变为以发展中医为主，大力推广使用中医药、针灸、推拿、刮痧等多种疗法。明确我们的发展方向，创造出有中国特色的医疗卫生体制。

（二）用科学发展观审视一些疗法

中央号召我们用科学发展观转变生产发展模式，加快经济发展。各行各业都积极行动起来，转变生产方式，自主创新，争取主动权。

我们医疗卫生部门也不例外，我们现在西医的一套都是学习外国的，一些检查诊断仪器、试剂、配件都来自国外，核心技术掌握在外国人手中，我们的治疗方法，也多是学习国外的。许多留学回国的医学专家为我国医学的发展做出了杰出贡献，我们不会忘记他们。但是社会在不断进步，医学在不断发展，许多问题让我们必须重新认识，必须以科学发展观看待它们。

1. 肿瘤患者的化学疗法

对于手术，我们无可非议，因为肿瘤长得过快、过大会危及生命，手术是挽救生命的必要手段。但是，化疗并不是每个肿瘤患者都适宜和必做的。以杀癌细胞为主要目的的方法，在杀灭癌细胞的同时，也会对人体正常细胞尤其骨髓造血系统造成很大破坏，致使患者红白细胞、血小板大大降低，有的患者上吐下泻，使患者处于极度虚弱状态，失去应有的抗病能力。所以我们说，有些患者不是死于肿瘤，而是死于化疗。我建议肿瘤术后的患者采用中医药方法（包括针灸、气功等）进行康复。

2. 单纯杀菌

抗生素的应用，为人类的健康发挥了巨大作用，它拯救了不少生命。但是，随着抗生素的广泛应用，人类发现微生物已发生变异，抗药菌株不断出现，许多抗生素已无效。

人体的微生物环境保持着动态平衡，如果大量滥用抗生素，细菌被过度杀灭，就会引起霉菌生长，而有的患者不是死于细菌、病毒，而是死于霉菌。

人体本来就有抗菌、杀菌的能力，但这种功能往往被人忽视和破坏。针灸治疗细菌性痢疾的研究和针灸治疗急性肠炎等都证明，针灸可使实验动物和人体细胞免疫和体液免疫功能增强、排毒速度加速。即使不服任何药物，疾病也可痊愈。我们应当重视人体的自我修复能力，不要随意破坏人体的免疫力。中医治病讲究"扶正祛邪"，扶正的目的就是增强人体的抗病能力。单纯驱邪攻毒的药，易伤人之正气。如果非用不可，则要和扶正药同用或中病即止。

3. 激素治疗

激素在抢救危重患者和控制某些疾病方面确实起到了重要作用，但是它的后遗症也不能忽视。在治疗传染性非典型肺炎时，虽然大量激素的应用挽救了很多生命，但也有许多人出现股骨头坏死。还有些病长期使用激素之后，产生了药物依赖，因为外源性激素使体内相关器官的功能发生了退化。"水能载舟亦能覆舟"，对于激素，应慎重使用，能不用就不用。

中医治病的原则是"虚则补其母，实则泻其子"，隔一个脏器用药，用四两拨千斤的办法调理，损有余补不足，以平为期。

题记：此文章收录于《明医之路　道传薪火》。

师友纪念篇

张巨清老大夫儿科治疗经验谈

张巨清老大夫，是甘肃省中医院已故老中医，以治疗儿科疾病见长，悬壶金城，中华人民共和国成立后响应党的号召，参加工作，20世纪70年代初期病逝，享年76岁。他在治疗儿科疾病方面积累了丰富的经验，可惜生前未能加以整理。现将张老大夫在一次讲座中的经验以第一人称叙述的方式整理出来以供参考，也聊表我对张老大夫的怀念之情。

我行医数十年，始以内科为主，不过在临诊中，小儿病逐渐增多，迫使我渐渐地对小儿病有了一些钻研。俗云："宁看十男子，不看一妇人；宁看十妇人，不看一小儿。"小儿科从来被称为"哑科"，比较难看。今天我不作理论阐述，着重在诊治经验方面作些介绍，以供同志们参考。

一、麻疹

麻疹是小儿常见传染病之一，尤以冬春为多，但近几年来，四季皆可见到。

1. 症候

麻疹症见，发热咳嗽，眼目羞明，流泪喷嚏，呼吸气促。发热有高有低，亦有热之数日，热退身凉，后复发热者。恶食吐乳，亦有只恶心不吐者，或见泻泄、便稀、燥结者少。所谓"麻疹不忌泻"，故一般便稀者无虑。病重者或兼有抽搐发凉。舌苔多白，少数见黄。指纹色青紫者可见，白黄二色指纹少见。

发热3日许，疹即显露。诊时先从发际头项等处看起；若遇冷天，脱衣检查，易使患儿受凉，须注意。

2. 治疗

初期一般认为宜表，但不能全用表法，尤其在春夏之季，表之不当反致肺炎。初期当用辛凉透表。若见鼻翼扇动，表明肺炎已成。初期所谓清表，是表中要兼清热，因麻疹系温热病。我常用以下方治疗，有一定疗效，亦较稳妥。

（1）方一，适用于麻疹初期，鼻翼不扇动者。

苇茎 9g   葛根 9g   桔梗 6g   萍草 6g（或用紫草代亦可）

连翘 6g   僵蚕 4.5g   金银花 6g   杏仁 9g

川贝 6g   灯心、竹叶为引。

水煎二次兑匀，3 小时 1 次，1 日 1 剂，避风，忌油腻。

（2）方二，小儿在发疹期，若并发肺炎、身热高者，可于上方加玄参、生地、白茅根，并加重川贝、杏仁用量，去灯心、竹叶加竹茹。或与麻杏石甘汤配伍亦可，但麻黄须少用，一般以麻黄 1.5g、石膏 9g 为比例使用。

从出疹时算起，第四日最重，嘱病家勿要惊怪。若无肺炎发生，可以不需要药治，谨慎护理即可。第五日起，一般开始收疹。

（3）方三，病至第三阶段，若患儿烧退身凉，或微热不清，咳嗽纳呆，我常以下方与之。

生地 9g   玄参 9g   丹参 4.5g   连翘 9g

僵蚕 4.5g   桔梗 4.5g   川贝 6g   杏仁 9g

神曲 4.5g   桑皮 9g   白芍 4.5g   金银花 6g

服法同前。

（4）方四，若泻下清水，疹出不收，视之险恶，可以下方救之。

葛根 6g   桔梗 6g   柽柳 1.5~3g   白术 9g

茯苓 9g   金银花 6g   连翘 6g   僵蚕 4.5g

玉竹 6~9g   滑石 6g   甘草 6g   黄芪 6g

服法同前。

高热兼见抽风，若疹子尚未全出，可于方中加入钩藤 6~9g，薄荷 1.5~3g，全蝎 1.5g，蜈蚣半条。

3. 护理

护理好坏影响极大。食量不可过饱，食物宜清淡，少食多餐，否则又可发热，或吐或泻，久之，有致成疳积之患。护理中最要紧的是饮食，次为风寒。

以上数方，皆系自拟。方中用量，以 3 岁小儿为准，临诊时可酌情加减。治此症时，医者用药不可猛浪，亦不可过轻不及。过凉易使作泻，过表易并发肺炎。这都是个人在临诊中观察体会，仅供同道参考。

二、小儿遗尿

此病多因体弱气虚，或于热病之后，或于腹泻之后，每每多见。治法应以补气，方用补中益气汤为主，先以汤服，后以丸方。若无补中益气丸，桂附八味丸亦可。

有些兼有消化不良、食欲不振，可配合健脾开胃药，其中以局方七味白术散为优（党参、茯苓、白术、葛根、藿香、木香、甘草）。可以早服七味白术散（用量：12岁小孩每服一钱半，加糖和服），晚服补中益气丸或桂附八味丸。

三、疝气

此病俗名"气胞子"。我曾以"疝气丸"治愈本病多例。"疝气丸"用量要大一些，一月左右小儿每次可服5~6粒，10岁可服40粒，大人每次可服60粒。汤药可用补中益气汤加桔核、川楝子、肉桂、荔核等。

四、小儿腹泻

小儿腹泻比较多见，每每反复发作，有些病例甚至久治不愈。

1. 症候

本病可见小儿反复腹泻，随吃随拉，或拉下如花，或泻下清水。小溲短赤，或烦躁不安，夜夜哭啼，甚则眼窝下陷，面色苍白或青，手脚发凉。患儿山根每见青筋，指纹或青或紫，不易明辨。触之腹皮及手心发烧而手背凉。察舌色多见白苔，或舌质见青色。若见黄苔，多属有热；苔色不黄，纯属虚寒。

2. 治疗

（1）偏于寒者，治以五苓散加制附片（以3岁为准）。

茯苓 9g　　　白术 9g　　　猪苓 4.5g　　　泽泻 4.5g

桂枝 4.5g　　附片 3g

开水煎服。

兼吐者加生姜一片，或加吴萸、半夏、滑石均可。

（2）寒热不明显者，治以七味白术散加减为主。

党参 4.5g	白术 9g	茯苓 9g	甘草 6g
葛根 6g	藿香 3g	木香 1.5g	神曲 4.5g
乌梅一个	滑石 1g		

水煎服，分 3 次服。

便中带黏物者加滑石 1~1.5g，甘草相应加量。

腹泻止后，应注意调理。偏虚者可服五苓散加制附片（研细面），每服一钱（3 岁为准，可视年龄大小而增减），空心加糖调服。久服可以增加饮食，促进发育。虚甚者可加党参。无党参者，可用黄精代之；无泽泻可用车前草代；无藿香可用苍术代之。

（3）泻泄便黏，证属实热证。可用成药金衣至宝锭治之。3 岁小儿每服半丸，1 日 2 次。效力很好。

金衣至宝锭药味组成为：

陈皮	附片	东查	麦芽
全蝎	蝉蜕	天麻	羌活
钩丁	玉片	姜虫	苏叶
薄荷	藿香	胆星	川贝各 15 克
白芥子	滑石各 9 克	朱砂 15 克	琥珀 9 克
牛黄 0.6 克	藿香 1.5 克	冰片 9 克	

为末蜜丸金箔为衣，每丸重一钱。

腹泻兼有抽风，四肢发凉、重笃将绝、心口窝尚热者，可用麝香、全蝎等分为末，3 岁小儿者每次各五厘和匀冲服。约后泻止风定者可救。

五、疳积

此症多因久泻失治，每致疳积。患儿头大颈细，腹大筋青，骨瘦如柴，或体软好哭，贪食不知饥饱，食多而不长肉，吃什么拉什么，消化不良。

1. 治疗

（1）参苓白术散加鸡内金，即参苓白术散与鸡内金粉等量和匀调服。服法如五苓散（以白饮和服方寸匕，日三服）。有虫者，加使君子肉（最少9g）。

此方效力较好，服一周许，即可见效；严重者服三月即愈。

（2）经验方

| 核桃仁 50 个 | 大枣去核 50 个 | 绿矾 15g | 砂仁 9g |
| 木香 9g | 槟榔 7 个 | 童便 2 碗 | |

将核桃仁捣烂、绿矾、木香等四味研末，再将枣肉及诸药末放入砂锅加童便煮熬，先用武火后以文火煮，以木棒搅如糊状，取出放在油纸上晒干（或烤干），研末炼蜜为丸，一钱重。

服法：3 岁小儿，每服 1 粒，早晨空心下。

承前启后　继往开来

——秦伯未、任应秋学术思想研讨会

各位专家、同志、朋友们:

首先我代表甘肃省卫生厅、中华全国中医学会甘肃分会、中国针灸学会甘肃分会、中西医结合学会甘肃分会,向远道来参加秦伯未、任应秋两位中医界老前辈学术思想研讨会的同志表示热烈的欢迎。对甘肃省中青年学术理论研讨会及第四届痹症学术会的召开表示衷心的祝贺。

秦、任二老学术思想研讨会在我省召开,这是我省中医界的一件大喜事,探讨先哲们的学术思想及治学经验,对我们做好老中医经验继承,发展中医药学术,加强中医科学技术的研究有非常重要的意义。参加我省中青年学术理论研讨会和第四届痹证学术会的同志们,以及我省中医同道们,可借此机会向来自全国的中医名家学习,我们恳切地希望各位专家对我们的工作给以指导。

一、召开秦、任二老学术研讨会

关于召开秦、任二老学术研讨会,我们 1985 年就计划召开,由于别的事情推延了,延至今天才召开。这个会是由甘肃省中医学会和北京中医药大学联合召开的。我们认为近半个世纪以来,尤其是中华人民共和国成立后,由于党中央、国务院对中医工作的重视,中医事业不断有了发展,中医人才辈出,20 世纪 50~60 年代处于我们国家的鼎盛时期,在这些老前辈中,从事中医教学时间最长且著述最多的要属秦、任二老,他们不但对中医经典著作作了大量的整理、校刊、注释工作,而且在许多学术方面,有独到的见解和发挥,对中医学术的发展起到了承前启后的作用。

我们想通过对秦、任二老学术思想的探讨,引起大家对处于特殊年代的中医老一辈,学术思想的研究和继承工作。这是整个继承工作的一部分。尤其是我们当学生的也都年过半百快退休了,若不抢救,老一辈的宝贵经验有可能丢失，成为历史憾事。我们希望通过这次讨论引起对老一辈宝贵经验的继承、抢救工作的重视。

秦老一生编著书籍 50 多种，撰写诗文数百篇。任老著书 30 多部，发表学术论文 300 多篇，是现代中医专家中著述最多的大家之一。他们为人类留下了一笔宝贵的精神财富。

我们认为，二老的献身精神、治学态度堪称楷模，值得我们晚辈学习；二老在学术上的许多独到见解，需要我们后生去探究；二老效验俱佳的临证经验，有待于我们后来者继承；二老对中医经典著作做了大量的整理、校刊、注释，为中医学术的发展起到承前启后的作用，应予以充分肯定。我们这样讲，并不排除秦、任二老同时代其他老大夫的作用，各人有各人的长处和贡献，都需要我们认真继承和发展。

秦、任二老生活的年代与我们最近，研究他们的学术思想，对于我们做好老中医经验继承工作，按照中医自身规律办事，运用现代科学技术研究中医理论、验证中医方药，促进中医学术进步，发展中医药事业具有重要的现实和历史意义。我们想通过秦、任二老学术思想的研讨，能够引起大家重视，起到抛砖引玉的作用，促进中医学术的全面继承和发展。

二、简述秦伯未、任应秋二教授的贡献

为了活跃学术气氛，在此，我冒昧地将秦、任二老主要贡献和学术思想简要列举一二。由于掌握的资料有限，难免有错，与同道们共同商讨。

中华人民共和国成立后，秦、任二老为中医学的繁荣发展作出了重大的贡献。两位先生力倡中医现代教育，积极发起和参与了高等院校教材的编写工作，多次呼吁全社会重视中医，重视中医后继人才的培育。

早在 1962 年二老与李重人、于道济、陈慎吾等联名上书卫生部党组（即有名的"五老上书"），对中医学院教学质量及教学计划提出了中肯和宝贵的意见。后来，任老不计较个人的得失，仍然时刻关怀着党的中医事业，表现了一个爱国知识分子的革命热忱。

秦、任二老非常重视《黄帝内经》的学习。秦老认为《黄帝内经》总结了前人的实践经验，是中医学发展的基础。要"研究中医学，先要学习《黄帝内经》，然后可以顺流而下地贯彻到其他医书，不如此，便像失掉了钥匙，无法打开中医宝库的大门"；"对待中医学遗产，要博取前贤精华，加以整

理，发扬光大，同时必须理论与临证密切结合，不断地钻研，才能不断地深入"。任老认为"研究中医学，亦首要穷经，现把《灵枢》《素问》两部经典认真学好，既了解他的学术思想，又熟练地掌握其理论体系，才算打下了比较坚实的理论基础。然后广泛地阅读历代各主要医学家的著作，并能汲取其长，融汇于胸中，运用于临证，每临一证，通过辨证论治，能将感性的认识上升为理性的认识，才可能成为一个较理想的中医学家"。

总的说来，就是精深与广博，理论与实践的关系必须搞好。凡做学问，没有深厚的基础，不可能获得广博的知识，没有坚强的理论指导，不可能更好地进行实践取得成果。任老是这样说的，也是这样做的。任老先后阅读古今医籍 6000 多种，储存资料卡片数万张，其知识之渊博，理论之精深可见一斑。任老提出并撰写了"中医各家学说"讲义，这是一项具有开创性的工作，意义十分深远。

任老一生著述甚富，在众多的论述中，有对前人经验加以整理使感性的材料上升为理论知识的，有对前人著作加以点注的。总之，秦、任二老认为继承前人的经验才是中医学生存的先决条件，整理提高才能将中医学发扬光大。秦、任二老将一生在古典文献的整理研究上花了不少精力，成绩巨大。

秦老为弘扬中医学，培养中医人才，倾注了毕生心血。他不仅治学严谨，而且博学多闻，在中医教育界、理论界有很高声誉。秦老潜心研究《黄帝内经》达数十年之久，把《黄帝内经》中深奥、难解的词句作了认真、细致的考证和注释，并结合丰富的实践经验，使《黄帝内经》理论得以印证、扩展、发扬。反过来又使《黄帝内经》经文中一些原则、抽象、笼统、概括的条文演绎为生动、具体的临床指导理论，把《黄帝内经》理论与藏象学说、辨证论治、五行生克、方药运用等有机地结合在一起，与各家学说、各科临床紧密联系。《内经知要浅解》《谦斋医学讲稿》便是其研究《黄帝内经》和中医经典著作的结晶，尤其是后者，是秦老学术思想、临床经验的结晶，不可忽视。他提出把伤寒、温病熔为一炉。

理论是为实践服务的，秦老在深入研究《黄帝内经》理论的基础上，对指导临床辨证论治的《伤寒论》《金匮要略》也作了深入的研究。秦老认为："学习《伤寒论》主要是学习辨证论治的方法，掌握其基本规律，学习《金匮要略》应探研仲景诊治多种杂病的辨证施治法则。"

正因为这样，秦老的处方，多依古而不泥古，变化灵活，独具匠心，疗效颇验。

秦老一生不仅重视经典著作的学习，而且对不同的学派兼收并蓄，摒弃门户之见，从而以理论水平深湛、系统、娴熟，辨证论治周密，处方稳健著称于世。其理法方药丝丝入扣，对重、危、疑难病症多能取得显著的疗效。

对于中西医结合，秦、任二老认为对于西医诊断的疾病必须运用中医理论进行细致的辨证，重新作出中医的诊断，西医的诊断可以帮助中医深入一步，对某些病的性质、发展及转归的认识，临床绝不能按西医的诊断用中药而不再探讨中医的理法，如一见癌肿便用解毒、攻毒之法，一见炎症便用银花、连翘等。必须严格遵守中医的辨证论治。

秦、任二老一生为人朴实，谦虚谨慎，对学生谆谆教导，诲人不倦，能够及时发现和扶持学术上有所造诣的后起之秀。对学生"爱生如子"，对待患者热情周到，细致入微，体现了大医家风度。二老严谨的学术作风和高尚的医德值得我们学习。

同志们、朋友们，我们的中医事业正处于一个恢复振兴时期，党中央给了我们很大的关怀。在最近召开的"七五"科技攻关总结表彰大会上，李鹏同志指出，中医药的研究取得了重要进展。时代向我们发出了呼唤，今天我们探讨秦、任二老的学术思想及治学方法，就是为了响应时代的召唤，我们要在整理继承前人经验的基础上，应用现代科学技术对中医理论体系加以研究，对中医方药的疗效加以验证。只有这样才能发展和提高中医学术水平。

同志们、朋友们，为在世界范围内奏响中医的凯歌，让我们充满信心、鼓起勇气，迎接时代的挑战吧！最后祝各位专家、同志们在兰州期间心情愉快、身体健康，并预祝这次大会圆满成功。

谢谢大家！

忆老太医瞿文楼

20世纪50年代我在北京中医学院（现北京中医药大学）读书。1956年寒假我没有回家，同学们选我担任寒假委员会主任，负责安排同学们寒假期间的活动，如组织文艺活动、参观访问等。其中有一项活动是安排同学们访问京城的名老中医和我们的老师们。如当时京城的名老中医施今墨、萧龙友等老前辈，我们都做了拜访。中医老前辈看到我们这些中医后生，都十分高兴。施今墨老先生给我们讲述了他当年办"华北国医学院"的艰辛和遭遇，赞扬政府兴办中医大学的创举，勉励我们要虚心踏实学习。这些教导我至今牢记脑海。

其中有一位老前辈，是我终生难忘的，就是清朝太医院最后一期太医之一——瞿文楼老先生。瞿文楼老先生是清朝太医院唯一在世的太医。当时国家给老人家安排的职务是北京中医学院顾问。北京市许多有名的中医是出于他门下。我们到访时，老先生因年事已高，卧病在床，门上贴的告示：会客不得超过10分钟。可是老太医看见我们这些年轻后生，十分高兴，谈话超过40分钟。老人家对我们讲了很多话，其中有一段话，我终生难忘。他说："我从医几十年，现在想起来，我在医道才挂了个号，我一脚在门内，一脚还在门外。做一个医生不容易，譬如像开杂货店，什么货都得准备，若卖糖的话，白砂糖、红砂糖、水果糖等都得准备。不能客人来要白砂糖，而你只有红砂糖。"

他的意思是说疾病千变万化，医生的知识经验，要十分完备和充实，才能临证看病心明眼亮、辨证准确、药到病除。我当时认为是老先生教导我们年轻人，不要骄傲、虚心学习。我心想老人家当了五六十年的医生，才只是挂了个号，一脚在门内，一脚还在门外，那我们念上6年大学，连个号还挂不上。当时却把老先生的话，只当做是老人教导年轻人的老生常谈语。

但是，当我行医几十年，年过60岁以后，再重温老先生这一段教诲时，感觉完全不一样了。我感到老人家这段教导，是发自肺腑的由衷之言，并非一般的客套话。而我过了40多年，更能体会到它的正确。人不到一定的年龄，没有一定的阅历，是领会不到其中道理的。

2008年

怀念恩师任应秋

任应秋老师是北京中医药大学教授，中华全国中医学会副会长，也是中华人民共和国成立后对中医学术发展贡献最大的专家之一。他的一生勤奋好学，知识渊博，著述宏富。我们中医药大学设立的"中医各家学说"这门课程，就是他建议设立的，最初教材也是他亲自编写的。关于他的学术成就和对中医学术的贡献，其他文章已有详细介绍，我在这里介绍的是他爱生如子的亲身感受。

大约在1960年，《人民日报》发表了一篇文章，题目是《欲盖弥彰》，课后我问任老师这成语的意思，他当时给我作了解释，并说这句古典出自《左传》。等到他第二次上课时，给了我一张卡片，把这句话的出处写给了我，老师这么认真对待我们的问题，我当时非常感动。我一直把这张卡片保存到现在（图1）。

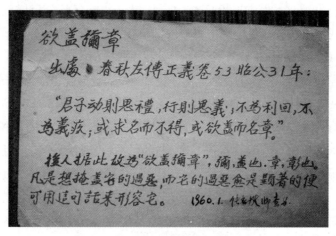

图1 任老给石国璧提问的卡片回复

我们在大学期间，由于参加勤工俭学活动耽误了不少学习时间。学校从1960年开始就组织补习功课。除了学校组织的统一补习外，任老利用每周三、五晚上休息时间，在他家里给我们4个人补习《黄帝内经》。

他把张景岳的《类经》从头到尾，逐字逐句给我们讲解了一遍。有一次任老女儿发高热，任老一夜没睡好，眼睛都熬红了。我建议任老师暂停一次辅导，让他休息，他不答应，要按照计划继续辅导。他说："你们在学校的时间不多了，还是抓紧时间继续进行。"我们当时都非常感动，有这么好的老师我们没有理由不好好学习。

我们毕业时写的毕业论文，都希望任老看一遍，若文中对经典著作引错一句话、一个字，任老一眼就能看出来。我请任老把我的论文看了一遍，任老在毕业大会上表扬了我，认为我在某些方面有创见。

任老在给我们辅导《类经》时讲了必须读的经典，指出哪些要精读，哪些必须读。他多次讲，做学问要下笨功夫，不能投机取巧。他老人家就是我们的榜样。他每天晚上7点准时进入办公室，到晚上11点才离开，多年如一日。

任老还建议大家博览群书，不要只局限于医书，广泛接触中国历史、哲学、文学方面的书籍，扩充自己的知识储备，可以提高对古医书经典的理解力、分析能力以及自身的写作能力。

1962年我们毕业。10月我离校前向老师和师母拜别时，他老人家又向我万般叮嘱，希望我以后抓紧时间认真读书，为以后工作打好基础。

我回到甘肃后，最初几年经常下乡出差，防疫防病的工作不断，因历史原因，把宝贵的时间耽误了。任老嘱咐应读的书也没有读完，想起来非常惭愧，愧对老师的期望。现在把任老给我的书目写出来，供大家学习参考。希望后来者珍惜时间，打好基础，在继承的基础上有所创新，发扬中医学事业。

一、关于经部

主要是十大经典如《素问》《灵枢》《伤寒论》《金匮要略》《神农本草经》《难经》等。

（1）集部本草类：《神农本草经疏》（明·缪希雍著），《本草求真》（清·黄宫绣著）。

（2）温病类：《温病条辨》（清·吴瑭著），任老曾经讲到"仲景用《内经》而不显，吴瑭用天士而不露"，对我们通读此书具有指导意义。《伤寒瘟疫条辨》（清·杨栗山著）。

（3）方剂类：《名医方论》（清·罗美辑并评），《成方切用》（清·吴仪洛著）。

（4）脉法类：《四诊抉微》（清·林慎庵著），任老评价此书病案选得好，语言精练。《重订诊家直诀》（清·周学海著）。

（5）舌诊类：《伤寒舌鉴》（清·张登著），《辨舌指南》（近代·曹炳章著）。

（6）辨证类：《素问玄机原病式》（金·刘完素著），《内外伤辨惑论》（金·李杲著），《医经溯洄集》（清·王履著），《中藏经》（后汉·华佗著）。

（7）运气类：《类经图翼》（明·张景岳著）。

（8）内科类：《备急千金要方》（唐·孙思邈著），任老对此书的评价是病案多，方剂好，但运用缺乏理论支持。《景岳全书·杂病谟》（明·张景岳著）。《兰台轨范》（清·徐大椿著），任老给予此书较高的评价，认为《兰台轨范》药方选得好，也有理论支持。

（9）妇科类：《女科要旨》（清·陈修园著），《济阴纲目》（明·武之望著）。

（10）儿科：《保婴撮要》（明·薛铠著），《小儿卫生总微论方》。

（11）外科类：《外科精义》（元·齐德之著），《外科全生集》（清·王维德著），《医略存真》（清·马培之著）。

（12）喉科类：《重楼玉钥》（清·郑梅涧著）。

（13）眼科类：《银海精微》，《一草亭目科全书》（明·邓苑著）。

（14）伤科类：《伤科补要》（清·钱秀昌著）。

（15）针灸类：《针灸玉龙经》（元·王国瑞著），《针灸大成》（明·杨继洲著）。

（16）推拿类：《小儿推拿要诀》（明·周岳甫著）。

（17）气功类：《卫生要术》（清·潘霨著）。

（18）医案类：《王氏医案》（清·王孟英著），《医门法律》（明末清初·喻昌著）。

（19）丛书类：《古今医统正脉全书》（明·王肯堂、吴勉学著），《周氏医学丛书》（清·周学海著）。

二、研读经典时应注意的问题

任老教导我们，研读经典时应注意以下几点问题

（1）音读问题，例如出自《素问·六节藏象论篇》的"肝者，罢极之本，

魂之居也"中"罴"读"pí"上声。

（2）通读后要抓住文章大义。

（3）读书的最终目的是将理论运用到临床实践中去，不要读死书要灵活运用。

（4）读书也有技巧，古医书典籍浩如烟海，要有选择地读书，任老提到读后世各家著作"不求全，贵在专"的阅读思想，因为医学大家都是在某一领域有自己独特的建树。例如王冰对五运六气的见解备受后世宣扬，马元台也是一位很有声望的针灸太医，第一位为《灵枢》作注的也是他。

（5）阅读古书的首要困难是语言文字的古今隔阂，为了比较顺利地读懂古书要参阅注释，但各家的注释都有所不同，各有各的特点，例如张志聪在作注时擅长理论分析，以经解经，理论讲解透彻，而高世栻（注）的注释以张志聪为蓝本，解说得比较简单。所以在阅读时要根据自己理解的程度，选择注释类书籍帮助自己阅读。

任老还向我推荐了要精读《灵枢》《素问》《难经》《伤寒杂病论》《金匮要略》，必读《脉经》《中藏经》《千金方》《神农本草经》《温病条辨》等作品，以及可以泛读《张氏医通》《景岳全书》《丹溪心法》《杂病论治》等古医书经典。

任老认为以上几部书理论基础扎实，是各种杂病的集大成之作，辨证完善。

三、研读经典时的阅读经验

在如何读经典这个问题上，任老也将自己的阅读经验提供给了我们。

（1）要尽量翻阅善本（精注、精刻本）。

（2）在购买书时要先选择 2 种不同的版本有对比的阅读，找出不同之处也是增长学问的一种方式。

（3）阅读要"博""精""恒""动"。

①"博"是有要领的"博"，跟专业有关的书都不要放过。

②"精"是要在"博"的基础上求"精"，首要掌握理论精要。

③"恒"是要持之以恒，不断读书学习。

④"动"一定要动手做读书笔记，为临床工作做准备。

（4）《康熙字典》《字海》《辞海》等工具书要常备；阅读的最终目的是要

学以致用，所以阅读理论一定要与实际工作相结合。

我们毕业后任老还关注着我们的成长，学生们有何要求，他尽自己所能帮忙。我们几个同学编了一本《经方要义》请任老题写书名，他在病中题了书名，成了我永久的纪念（图2）。

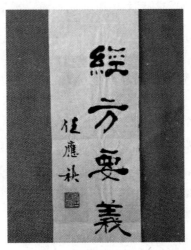

图2　任老1984年为《经方要义》题写的书名

任老参加了1981年在武汉召开的第一届全国中医内科学术大会及中华全国中医内科学会成立大会，这次会议规模空前，许多中医界老前辈都参加了。经任老提议，会议选举我进入了第一届中华全国中医内科学会的负责人行列。他提携后学、爱生如子实在感人，使我终生难忘。任老离开我们已经25年了，他永远活在我们的心中。

2009年

一生坎坷，一生济世救人

——怀念我的父亲，老中医石仰峰

我父亲石景嶽，字仰峰，原籍山东历城县（现山东省济南市）人。1910年7月生于甘肃宁县。先读私塾修四书五经，后从师当地名医毛先生学习，数年后，悬壶甘肃宁县给群众看病，深受群众欢迎。

1935年，中央红军长征到陕甘宁边区，一部分红军官兵就住在我们村，我们家里也住有红军官兵。父亲给红军看病送药。1940年国民党破坏国共合作协定，制造摩擦，引发战争。红军向边区后退几十里，我们家所在的宁县县城又成了白区，由国民党完全统治。由于国民党特务告发，父亲给红军看病送药成了罪状。国民党反动派把父亲逮捕入狱，父亲在狱中遭受严刑拷打。母亲带领我们姐弟数人，生活无着，靠亲戚救济度日。父亲两次入狱，我们全家受尽磨难。父亲出狱后，到解放区去了一次，看到解放区军民团结，人民生活自由，他非常羡慕，认为这是我们的明天，国民党腐败堕落终将失败。他给亲戚朋友进行宣传，我们替他捏一把汗，这些话若被国民党特务听到，可是杀头的罪。

1948年5月8日，解放军路过宁县，和马步芳部队打了一仗。马匪追杀受伤的解放军伤员，父亲把解放军伤员孙某，藏在一个破窑洞内，给换药送饭，养伤治疗。以后风声越来越紧，害怕被敌人发现，父亲把孙某送到乡下我姑姑家，继续隐藏养伤，一直到解放，把孙叔交给政府。这在当时是杀头的罪，若被国民党发现后果不堪设想。父亲是拿全家人的性命去救死扶伤。现在想起来又后怕，又敬佩。

还有一位解放区粮管所工作人员，被国民党军队抓住，每天吊起来严刑拷打，父亲联和商界同仁保释出来，就在我们家养伤，一直到解放，才送回家。

父亲行医救了不少人，乡下来看病的穷人，不但送药，有时还给管饭。遇见疫病流行，他熬好大锅中药汤放在门外，让过路人饮用防病。临解放时，国民党部队撤退时抓人，抓牲口，为他们运输物资。有一位农民连人带牲口被抓走，路上只顾跑路，不给牲口吃草料，国民党士兵和这位农民发生争吵，结果这位农民被刺了27刀扔到沟里。这位农民命大未死，爬了几天到我们家求助。我母亲用剪刀把血肉模糊的衣衫，一点一点剪下来，清洁伤口，父亲给敷药服药，住在我们家好多日，病情好转后才回家。

父亲行医一世，救人不少，尤其是贫苦人家。而我们家没有积攒什么钱，但赢得的是群众的赞誉。中华人民共和国成立后父亲被推选为宁县第一届人民代表会议代表，人民代表会议常务委员会委员。1955年带头组织联合诊所，1956年把诊所药品和器械全部交给国家，他到县医院当医生。1962年精简机构时他被精简回家，生活靠我们子女供养。不久我们家房屋被征用建设，他搬到庙里暂住，以后就到平凉住在妹妹家。1980年，落实政策宁县政府给我们家把当年拿去的药品器械，给了200元人民币补偿金。父亲接到这个通知后，一夜未眠，第二天就发生脑溢血（他原来血压高）。他在病床躺了6年，于1986年与世长辞。

我的父亲把我领上学医之路，我从小跟父亲看病采药，加工炮制，耳濡目染，学到了不少中医药知识。柴胡、防风长什么样？白术、枳壳用什么炒？炒到什么火候？从小看在眼里记在心里了。白天在小学念书，晚上父亲指导我念《论语》和《幼学琼林》。为我日后学习中医打下了文化基础。

父亲教导我做人要诚实，诚诚实实做人，老老实实做事，踏踏实实学习。用曾子语"人一能之己百之，人十能之己千之"教育我学习要有恒心。我一生在学习上不认输，6年大学分数册上没有出现过3分，都是4分、5分（我们当时是五分制）。退休后到美国，我已经62岁了，学英文从A、B、C开始，坚持六七年，直到给美国人看病不用翻译。

我小时候父亲教育我如何待人接物，处事做人，"老吾老以及人之老，幼吾幼以及人之幼"这是他经常教导我的一句古语。就是我工作了以后，还不断地提醒我，教育我要爱护群众，维护群众利益。回想1975年我在静宁下乡蹲队，正值静宁地区秋收时间。我利用去平凉开会时间到家里看望老人，临行前父亲告诉我："现在正值秋收季节，这是虎口夺粮，千万要把到口的粮食让群众收回家，不要胡折腾。"我回到静宁时正值上级号召"大搞农田基本建设"，要求75%的劳力要去平田整地工地。我算了一下，除去75%的劳力，剩下的25%都是老弱病残和孕妇，等于没有劳力了。所以我顶风让我蹲点的两个大队，先不搞平田整地，集中力量把麦子和土豆收回家，秋收后再搞平田整地，保证完成任务。结果公社书记在广播上大骂我们两个大队长。我给他们说:"我承担责任,你们继续组织群众秋收,一定要把到口的粮食抢回家。"秋收结束后,我们冬天也完成了平田整地的任务。群众对此,多年不忘。

父亲把我领上学医之路,他大医精诚的医德和精湛的医术,是我永远学不完的,我要将医德和医术,继续学习和传承下去。

2009 年

中医院应坚持中医特色办院

——在张汉祥、张涛清老师铜像前的思念

张汉祥老师是甘肃省中医院的创办者和首任院长，为医院建设贡献了毕生精力，同时由于他的威望和努力，使医院存在还不断发展。几十年间，许多中医单位被撤销，而我院得以保存和发展。其实他的贡献远不至此，20世纪50年代，每年有半年时间在北京给中央首长保健，他给很多国家领导人看过病，许多省部级领导也找他看病，他用实际疗效宣传中医。尤其是国家领导人患病，中国专家没有办法治好，请苏联专家也没治好。他用简单廉价的八剂中药治愈了国家领导人的病，当年在全国卫生界传为佳话。我们为他塑像继承他的办院宗旨，传承他的学术思想。

张涛清老师是甘肃省中医院创办人之一，也是继任院长直到退休，把他一生贡献给了医院。他对全省针灸事业的发展贡献尤多。我们省中医院20世纪50~60年代针灸科的大夫基本上都是他的徒弟，我是他来西北的第一个徒弟。

他的另一贡献是针灸研究，几十年他治疗无数患者，同时培养了多批针灸人才，而且在针灸研究上做出了突出贡献。他主持的《针灸治疗细菌性痢疾的临床和实验研究》在我国针灸史上具有里程碑意义。这项研究他在国内许多学术会上宣读过，也在法国巴黎针灸大会上做过报告，反响热烈。我先后在新加坡、意大利、美国学术会上作介绍，也得到大家的赞扬。这项研究得到卫生部科技进步二等奖。这项研究历时20多年，参与的专家教授近100多人，没有他的主持，是不能完成的。这项研究向世界人说明，针灸不但能治慢性病，也能治急性病、传染病。我们给他塑像继承他的办院宗旨，传承他的学术思想。

他们两人的共同贡献就是保持甘肃省中医院中医特色没有变。从20世纪50年代到60年代，先后分批进入西医毕业生，医院没有被西化，而是把这些医生都"中"化了。我和王自立、钱秉文、李树楷、唐士诚、吕人魁等人都是西医院校毕业分到省中医院的，最后都学了中医，而且成了铁杆中

医。这与两位院长指导思想分不开的。我们进入中医院，没有感到中医没有前途，而是感到两位院长在社会上有崇高的威望，他们的威望来自他们的疗效，他们就是我们的老师和榜样。虽然医院设备不断增加，现代化的检查也做，但是治疗始终坚持以中医为主不转向，始终坚持中医特色不变。

我们怀念两位老院长，就要继承他们的办院思想，中医院必须坚持中医特色，西医进来也要中化，其次医院要坚持以中医思维研究中医，把医院办成研究型医院，不断提高，创新疗法，为群众提供优质的中医药服务。

2011 年

师友纪念篇

怀念老师张涛清

张涛清老师（1915 年 2 月 ~2002 年 12 月）山东烟台福山县人，原在北京市行医，1952 年响应政府号召，参加赴朝志愿军医疗队。后因志愿军一批伤病员转回国内，其中一部分转到当时的大后方兰州市，甘肃省政府为志愿军专门成立了"康复医院"，专门收治志愿军伤病员，张涛清老师就在该院为志愿军伤病员治疗。

1953 年，甘肃省政府决定成立甘肃省卫生厅中医门诊部，在当时的兰州市和平路（现改为庆阳路）租了一院房子，开设门诊由张涛清负责主持。门诊部 1954 年 2 月正式对外宣布成立，初期先设中医内科和针灸科，主要邀请兰州市当时比较有名望的中医应诊。后来患者不断增加，甘肃省人民医院迁入新址后，省卫生厅把原省人民医院三部交给中医门诊部，成立甘肃省中医院。

1959 年中医医院住院部迁往七里河新址。张涛清既是甘肃省中医院创办人之一，又是甘肃省皇甫谧针灸研究所的创办者和第一任所长，甘肃省第一届针灸学会的副理事长，研究"针灸治疗细菌性痢疾"课题的组织者、领导者和首席专家。他为甘肃省的中医事业，尤其是针灸事业的发展贡献了毕生的精力。

一、老师视患者如亲人

我于 1953 年兰州卫校毕业后，分配到甘肃省卫生厅中医门诊部工作，给张涛清当助手和徒弟，老师上门诊、出诊我侍诊左右。从老师身上学到了中医的优良传统，精湛的技术，使我受益一生。

老师平时衣着讲究，整齐清洁，对患者从来没有嫌弃过什么，不管老少贫富都一视同仁。有时下班后，有些患者上门求治，老师就让患者躺在自己床上进行针灸。晚上患者要求出诊，他也会尽量满足其要求。有几次半夜我曾跟随老师坐三轮车到患者家出诊，救治患者。大医精诚的精神，在老师身上体现无遗。

二、针灸手法熟练，疗效好

老师有自己的独特的手法，疗效很好。他运用手法多是捻转法和雀啄法，深刺得气。针灸时全神贯注，手到眼到气到。他绝不允许一面扎针一面聊天。要求必须注意力集中，用心施行手法。许多患者反映，老师针灸的效果很好。当时的甘肃省委原第二书记霍维德同志，夫妇二人都是张老师的患者，他告诉我，张涛清手法好，见效也很快。

三、创建甘肃省中医院

张涛清是甘肃省卫生厅中医门诊部的创办者和领导者之一，也是甘肃省中医院的创办者和领导者之一。创办初期，一切从零开始，白天门诊，晚上在一起加工药品，准备第二天的工作。1954年春节，张老师和我及一位工作人员，我们3个人，买了半只羊，就过了春节。当时虽苦，但是很愉快。以后门诊部扩大，成立甘肃省中医院，他们两位分别担任正副院长。后来，张涛清担任中医院院长，他又争取省里批准成立甘肃省皇甫谧针灸研究所。甘肃省中医药研究院就是在皇甫谧针灸研究所的基础上成立的。

四、重视针灸研究

张涛清不但重视针灸临床，同时也重视针灸研究，"针灸治疗细菌性痢疾的临床和实验研究"就是他领导和主持研究的。这项研究取得了丰硕成果，获得省部级科技进步二等奖，在我国针灸研究史上具有重要的意义。他用大量的临床和实验数据说明，针灸不仅能治慢性病，而且能治急性传染病；说明针灸为什么治愈了细菌性痢疾，也说明了针灸为什么会治病，通过针灸改变了人体什么？通过针灸人体起了什么变化？参加这项研究的教授、专家近100人，涉及的单位有甘肃省中医院、甘肃中医药大学、兰州医学院、中国科学院兰州化学物理研究所、中国科学院近代物理研究所、兰州大学等单位。这项研究成果老师除在国内相关学术会上宣讲外，还在巴黎世界针灸大会上宣讲过。我在新加坡、意大利、美国有关学术会上也宣讲过，都得到非常好的评价。

五、爱徒如子，培养人才

老师对学生要求很严，也很爱护。1953 年，我开始写病历。我把每个患者的病例写好，准备工作做好，老师施针，中间行针 1~2 次，最后我起针，从一点一点学起。我出身中医世家，上学前对中医和针灸已经有了一些基础。跟了老师之后，除了背诵《标幽赋》《玉龙歌》以外，还学习钻研朱琏编的《新编针灸学》和承淡安编的《校注十四经发挥》，还有王雪苔早期的针灸著作等。当时我年轻记忆力好，老师针灸过患者的姓名、年龄、什么病，我可以随时报出，老师说我是他的活档案。

每逢节庆时，老师一定要叫我们几个学生到他家里吃饭，同我们谈心，时常鼓励我们认真走好中医路。从 1953 年开始，我跟老师侍诊，以后我逐渐给患者治疗，当我治好几个患者，患者在老师面前表扬我时，他高兴地说："这是我到西北来带出来的第一个徒弟。"

我深深地怀念着张涛清老师，我和老师共同度过了甘肃省中医院建院初期的艰难岁月，一起度过了医院快速发展的年代。使我感到最遗憾的是老师最后的岁月我不在他的身边，没有送老师最后一程。我衷心地祝愿老师在天之灵吉祥安泰。

2011 年
《中国中医药报》

怀念恩师张汉祥先生

张汉祥老师（1911 年 9 月~1983 年 10 月）是天津人。北京协和医学院毕业，留在协和医院工作。日本占领北平后，随协和医院一批专家转到兰州中央医院工作。中华人民共和国成立后任中国人民解放军第一陆军医院药房主任、西北军区高干休养所长、甘肃省一、二、三、四届政协常委、甘肃省中医门诊部主任、省中医医院院长、省中医学会副会长、省新医药研究所主任医师等职。他既是药学专家，又专长中医，给许多党政军领导和群众看好过病，在甘肃省及全国有很高的威望。

我于 1953 年兰州卫校毕业后，先到甘肃省卫生厅工作，后到甘肃省卫生厅中医门诊部上班。我既当张汉祥老师和张涛清老师的下级，也是他们的徒弟，跟随他们学习中医和针灸。1956 年，国务院决定成立北京、上海、广州、成都四所中医学院。恩师决定送我到北京中医学院（现北京中医药大学）学习深造。学习 6 年，毕业后我本来留校，但老师坚持要我回甘肃。我听了恩师的话，回到甘肃中医院，继续在张汉祥、张涛清二位院长领导下工作，仍然是他们的徒弟。

老师在协和上学期间得了病，请北京老中医方伯屏老师医治好了。由此他对中医产生了浓厚兴趣，拜方伯屏老中医为师，和方鸣谦、方和谦两兄弟一起随师学习。他们三人后来都成了我国中医界的栋梁之材。

恩师张汉祥逝世已经 28 年了。他对我的爱护和培养，我没齿难忘。他老人家一生光明磊落、一身正气、克己奉公、救死扶伤、助人为乐，永远是我学习的榜样。

一、大医精诚，仁爱济世

他对患者求他看病的，都尽量应诊，并且认真仔细。遇见有些贫苦人家，无钱买药，他就自掏腰包给出药费。20 世纪 50 年代初，他曾和兰州有名的中药店订立协议：有的患者无钱买药，见他签字先给配药，月底他去结算药费。我上大学时，见我穿的衣服破旧，他把自己的衣服脱给我，待我如子，令我终生难忘。

二、熟读中医经典，解决疑难大症

他把《伤寒论》《金匮要略》《神农本草经》等中医经典背得滚瓜烂熟。有时在查房和诊病时，脱口而出。有时向我提问，我能答上来时，他很高兴；我答不上来时，他就严厉批评。有一次大查房时，患者反映服药后肚子响，他看了病历后说，方中有柴胡，这是柴胡的作用。他问我《神农本草经》中柴胡的主治功能是什么？我答不完全，他严厉批评，然后他一字不差地背道："柴胡味苦平，主心腹肠胃中结气、饮食积聚、寒热邪气，推陈致新。"这件事使我感触很深，激励我更加下功夫学好中医。

20世纪50年代，恩师给国家领导人看病，他按脉看舌后，给开了药方。领导服完头一剂，喷嚏就由一天打40多个，减为8个，很高兴。服完8剂药后痊愈。

后来，我问老师："为什么开那么简单价廉的方子（这个方子在当时每剂药就几角钱）？"他说："我主要根据患者的脉证。症状为恶风、汗出、脉沉缓，尤其脉象是主要凭证。与《伤寒论》中'太阳病，头痛，发热，汗出，恶风，桂枝汤主之'，相吻合，我用之就有效。"

三、坚持辨证施治，发挥中医优势

张老师经常教导我们看病时必须坚持中医的整体观念和辨证施治思维，尤其不能跟西医化验单走。有一次他问我："你怎么看病？"我说："我看病时把中医诊断和西医诊断都搞清楚，处方时，我把西医诊断抛开，完全按中医诊断辨证施治。"他听后说："这样就对了，我就怕你跟着西医化验单走。"

如某患胆石症女患者，在北京某医院手术两次，胆囊已切除，但黄疸不退。黄疸指数200~299μmol/L。其夫是部队一位将军，请张老师会诊，张老师诊后给予茵陈蒿汤加黄芩，服药两剂，黄疸消退。当时外国外科专家华教授感到很惊奇。

四、精研药性，服务临床

张汉祥是医学家也是药学专家，他对中药药性、炮制加工等也非常重视，对各种本草书籍注意研究，不轻易人云亦云。

如柴胡升散，一般认为不可多用，但老师有不同看法。他比较相信本经关于柴胡苦平的记载，好用柴胡，用量也比较大，一般用量多在 10 克，有时用到 30 克。有次，兰州市某医院一位麻痹性肠梗阻患者，医院已无办法，束手待毙，患者家属坚持要请老师看一次，若老师看不好，他们也心甘了。老师看后处方中柴胡用到 30 克，服药后患者有了肠鸣音，大便通了，患者得救了。患者家属万分感谢。

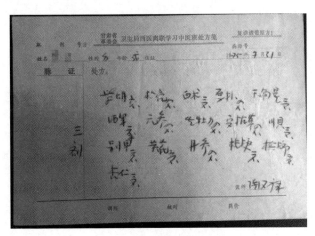

图 3　张汉祥老师诊疗处方

五、重视总结经验，提高临床疗效

1954 年，他担任甘肃省卫生厅中医门诊部（现甘肃省中医院）主任期间，要求每位医生，对凡是看过二次仍无效的病例，必须请其他医生会诊讨论。他规定每周四下午为会诊讨论时间，对每个病例，各抒己见，发表看法。这样既有利于患者，也有利于医生本身业务水平的提高。

1965 年，他要求我把医院治疗过的"肝硬化"患者的病例作一次详细统计总结。结果发现有些患者几个疏肝利水的方剂轮流转，医生没有尽心寻求新的治疗方法。老师针对此事在大会上讲：医生给患者开一个方子，必须要有根据，不能随便开；改一个方子，也要有改的理由。医生必须对患者有高度负责的精神。要有治好病的信心，不能一见疑难病症，自己就没信心，应付治疗，失去抢救时间。这些教导，使我受益终生。对于癌症等疑难病症，不是都治不好，我们老前辈治好的例子很多，而我们学了西医，受西医的影响，自己心里打了退堂鼓，失去信心，就是能治好的病也治不好了。"信心比黄金都重要"，医生的信心，患者的信心，在治疗中确实十分重要。

六、建言献策，发展中医

老师曾多次向有关领导就中医药发展问题建言献策。20世纪50年代初，他曾向国家领导人直接面陈了许多发展中医药的建议，对中医药事业的发展功不可没。

2011年

呕心沥血 奉献一生

——纪念吕炳奎教授

我和吕老初次相见，是 1957 年春天，在北京，当时吕老在卫生部任中医司司长，我是北京中医学院（现北京中医药大学）的学生。北京中医学院经过很短时间的筹备招生开学，寄宿在北京市中医学校，只有 4 位老师和一位工作人员，同学们坐在马扎上上大课，连课桌都没有，我们写信反映到中央，中央领导同志很重视，责成卫生部设法解决。吕司长派我们 5 名同学去江苏省中医学校参观学习。第一次见面，吕司长对我们这些晚辈学生，非常热情诚恳，给我留下了深刻的印象，以后有过多次接触，每次都受到很多教益。

20 世纪 50 年代后期，吕老司长和郭子化副部长，又召集过我们这些中华人民共和国成立后第一代中医大学生座谈，郭老和吕司长教育我们要认真读书，练好基本功。我们就是在郭老、吕老及老师们的教导下，认真阅读中医的经典著作，为以后的成长打下基础的。郭老、吕老不但抓全国中医的管理工作，而且对中医事业很熟悉，对我们这些中医大学生寄予殷切的希望。我们同辈今日之成长进步，与郭老、吕老在 20 世纪 50 年代抓中医学院的办学方向、教材建设、师资培养是分不开的。我们的成长，是他们心血浇灌的结果。

后来，吕老主持卫生部中医局的工作，此间，中医事业有几件载入史册的大事。

1978 年中央发了〔1978〕56 号文件，吹响了振兴中医药事业的号角，迎来了中医药事业发展的又一个春天。全国把恢复和发展中医事业，提到了各级党政领导机关的议事日程上。可以说，没有中央发布的〔1978〕56 号文件，就没有中医事业的今天。

1979 年在北京召开了全国中医学术会议暨中华全国中医学会成立大会.这次会开得很隆重，很成功。中医界代表人物几乎都到会了，这是振兴全国中医事业的一次大动员。对于这次会议，吕老和中医局的同志做了大量的筹备工作。

1980 年在北京召开了全国中医工作和中西医结合工作会议，检查和总结了中共中央〔1978〕56 号文件的贯彻执行情况，重申了党的中医政策。会议提出了我国存在着两种医学、三支力量，中医、西医、中西医结合这三支力量要长期存在、共同发展。国务院领导和卫生部党组成员都来听取代表们的汇报。这次会议使各级卫生行政部门的领导，明确了我国医疗卫生的国情，对克服以往存在的歧视、排斥中医或用中西医结合取代中医的错误倾向大有好处，为全国中医事业的振兴，做了领导思想准备工作。崔月犁部长和吕炳奎司长是会议的直接组织者，做了大量的工作。

1982 年 4 月在湖南衡阳召开全国中医院和中医高等教育工作会议。会议准备的文件，观点不够明确，代表们意见很大。后由吕老负责修改，才使这次会议开得比较成功。会议明确了中医医院必须保持和发扬中医特色的办院方向，中医的高等院校必须坚持以中医为主的办学方向。十多年来的事实证明，这次会议在中医药事业发展史上具有重要的意义，重温这次会议的文件，具有重要的现实意义。为了开好这次会议，崔月犁部长和吕老都花费了巨大的精力，他们为中医事业做出的巨大贡献，将随着时间的推移，显得更加重要和可贵。

吕老对发展甘肃省的中医药事业（包括民族医学）十分关心，每次见面都要耐心听取我的汇报，除了当面指示以外，还给我来过多次信，提示对某些事情的看法。崔部长和吕老受到甘肃省广大中医药人员的尊敬和爱戴，为了表彰他们两位对全国中医药事业发展所做的贡献和对甘肃中医药事业的关怀和支持，1992 年皇甫谧奖励基金委员会授予他们两位"皇甫谧中医药特别奖"。

党的中医政策是发展中医事业的保证，但是没有崔月犁部长和吕老等人的具体组织落实，我们的中医事业也不会有今天这样的局面。我国中医药事业的发展，已经影响到全世界，这是造福人类、荫及后代的千秋大业。我国中医药事业有了很大的发展，但是任务还十分繁重，困难不少。我们要学习他们的奉献精神，继续把中医药事业推向前进，使之不断发展，走向世界。

题记：本文原载于《新中国中医事业奠基人——吕炳奎从医六十年文集》，1993。

往事纵横：回首难忘的岁月

1956 年是中医药发展史上具有特殊纪念意义的年份，也是在我们一生中永远留下深刻记忆的岁月。这一年，北京、上海、广州、成都四所中医学院成立，开创了现代高等中医药教育的新纪元。

我们有幸成为中华人民共和国成立后首批中医大学生，伴随着高等中医药教育的历史一路前行，见证着高等中医药教育发轫和发展的风雨历程。

无论作为当年的学子还是如今的学人，我们这一代人的选择、经历和感悟，或许能给后来人留下一些有益的启示与借鉴。

一、我们与现代中医药高等教育事业同行

（一）创办北京、上海、广州、成都四所中医学院的历史背景

北京、上海、广州、成都中医学院创办于 1956 年。虽然当时中华人民共和国成立只有七个年头，但生产发展、社会稳定、人民生活不断改善，以中国共产党为领导核心的人民民主专政得到巩固。国民经济与社会发展第一个五年计划在顺利执行，取得了令人鼓舞的业绩，新中国已经进入全面建设与发展的新阶段。1956 年曾被誉为中华人民共和国的"黄金时代"，"鼓足干劲，力争上游，多快好省地建设社会主义"的总路线，"向科学进军"的伟大号召，鼓舞着各行各业，激励着每一个中国人。

建设社会主义，改变贫穷落后的中国，需要大批有社会主义觉悟和共产主义理想的各类专业技术人才。人才的培养来自于教育，所以在第一个五年计划期间，党和政府把以扫除文盲为主的普及教育，逐步转向以培养各类专业技术人才为主的高等教育和大、中专职业技术教育。北京作为首都，既是全国的政治中心，也是文化教育中心。20 世纪 50 年代，各个门类的高等院校都有很大发展，钢铁、石油、化工、煤炭、建工、农林以及戏剧、电影、美术、广播、外语等高等学府相继诞生。这是四所高等中医院校创建的社会

大背景。

包括北京中医学院在内的四所中医学院的创办，还有一个更为直接而有效的推动力，那就是党中央、国务院制定的卫生工作方针和大力继承、发扬中医药政策的贯彻实施。

早在中华人民共和国成立之初的 1950 年 8 月，第一届全国卫生会议制定了"预防为主，面向工农兵，团结中西医"三大原则（后称卫生工作方针）。

1954 年 11 月，党中央批转中央文委党组《关于改进中医工作问题的报告》，不仅重申了卫生工作方针和中医政策，而且采取了多种措施扶持并发展中医药事业。卫生部及时成立了中医司，并聘请秦伯未等人为中医顾问，一位副部长分管中医工作，加强对中医工作的领导和管理。

1955 年前后，北京及多个省市相继成立了中医医院。1955 年 12 月，遵照毛主席的指示成立了中华人民共和国卫生部中医研究院。

1956 年，卫生部先后废除限制、排斥或改造中医的《中医师暂行条例》《关于组织中医进修学校及进修班的规定》及《医师、中医师、牙医师、药师考试暂行规定》等法规。周总理亲自批准在北京、上海、广州、成都成立中医学院，从而开创了现代高等中医教育的新纪元，也为中医医疗、科研、教学的全面发展奠定了基础。

（二）首批中医学院的筹备与招生

1956 年 6 月，《健康报》报道卫生部和高等教育部决定在北京、上海、广州、成都四地筹备成立中医学院，并发表社论称这一决定是我国医学教育上的重大发展。这个消息给了中医界极大的鼓舞和振奋，也给那些想报考医学院校，特别是想学习或进一步深造中医的青年送来了喜讯，带来了希望。

1956 年 6 月，中医学院的筹备工作开始展开，并参加当年的高考招生。时间是多么短促。记得中医学院开始并未列入高校招生目录，是第二批补上去的，招生简章也是后发的。有些同学是已选完了报考的院校和专业，得知中医学院招生，又改报中医的。

为了介绍并宣传中医学院和现代高等中医教育，主管部门和有关领导通过在报刊上发表文章或解答来自各方面的问题等形式，详细介绍了中医学院的性质、任务、培养目标、学制、课程设置、招生人数、报考条件、考试科目、入学后待遇等情况。

培养目标：有计划地培养为社会主义建设、为人民保健事业服务的，具有马克思列宁主义修养的，体魄健全的，掌握中医学术知识和医疗技术的高级中医人才。

学制：五年，和一般医学院的医疗系、儿科系、卫生系一样。

课程设置：共同必修课有马列主义基础、中国革命史、政治经济学、中国语文、体育等。西医学课程有人体解剖学、生理学、生化学、病理学、药理学、微生物与寄生虫学、诊断学等。中医课程有内经、伤寒论、金匮要略、温病学、中药学、方剂学、各家学说选读、中医外科学、中医妇科学、中医儿科学、医学史、养生概要、针灸学、各科医案等。

招生对象及报考条件：凡是高中毕业生和非卫生专业干部、在职卫生专业干部、中等卫生学校的优秀毕业生，年龄在 35 岁以下，没有政治问题，身体健康者都能报考。

考试科目：高中毕业生和非卫生专业干部，按全国高等院校 1956 年暑假招考新生规定的科目进行。在职卫生专业干部、中等卫生学校毕业生及中医师考试科目，有文化课和专业课两部分。其中专业课考试内容将根据考生报考前所学专业或从事专业工作的不同而有所区别，如青年中医则不需考西医的专业课，而要考中医的基本知识。为了帮助考生复习专业课，卫生部还专门组织拟定了一个专业课复习参考提纲，并通过各省市卫生厅局转发给考生。

入学后待遇：所有学生均享受人民助学金。参加工作 3 年以上的在职卫生干部，享受调干学生助学金待遇。

招生规模与地域分配：四所中医学院第一期各招收 120 名学生。北京中医学院在北京、天津及华北、西北、东北地区招生，上海中医学院在华东地区招生，广州中医学院在中南地区招生，成都中医学院在西南地区招生。

由此可见，卫生主管部门贯彻党中央、国务院制定的卫生工作方针和中医政策以及创办高等中医教育决定的态度是相当积极的，从招生、考试、录取到培养目标、教学计划、课程设置以及学习年限（学制），均有较为细致且基本符合实际的考虑和安排。特别是在 1952 年初废除公费学习而改为人民助学金制度以后，新建的四所中医学院仍继续实行公费制度，即不但不收学杂费，而且伙食费、讲义费也均由国家负担，这对招收那些热爱中医专业的优秀学生十分有利。北京有一位被保送到北京医学院的优秀学生，在到北京医学院报到时听说上北京中医学院可享受助学金待遇，于是当场决定转到北京中医学院。这也是党的中医政策在发展中医教育、培养优秀人才方面的具体体现。招生对象以高中毕业生为主，另外也招收卫校毕业生、具有高中文化水平的青年中医和在职卫生干部，这是对现代中医教育培养对象、生源结构的一种探索或试验，同时也为中医管理人才培养做了必要的准备。

时任卫生部医学教育司高教处处长朱潮同志专门在《健康报》上撰文《欢迎年轻干部和学生来报考中医学院》，文中特别指出："今后，还将陆续在其他省市增设新的中医学院。党和政府对于中医学院的建设是非常重视的，将根据需要尽可能逐年进行校舍建设，各种设备、仪器、图书将逐年加以补充。此外，还将聘请全国有名的老中医承担教学工作。为了配合教学的需要，每所中医学院都有自己的附属医院、教学医院及药圃，其他各大医院中医各科，也将作为它的实习场所。"这不仅预示了高等中医教育还会有大发展，同时也暗示了新建的四所中医学院都面临设置不齐、装备不够、师资缺乏等困难。

二、北京中医学院初创时期面面观

（一）寄居北门仓，艰苦创业

1. 学习条件差

新中国的高等院校按照管理体制和隶属关系的不同，可分为中央直属和地方管理两个类别。新建的四所中医学院，只有北京中医学院一直属于中央直属院校。

由于从决定创办中医学院到招生开学只有 3 个月，时间太短，所以，我们这些新生报到以后才知道，北京中医学院连校址还没有确定，更没有属于自己的校舍，只能借用位于北门仓的北京市中医进修学校的部分房舍，以解燃眉之急。来自"三北"地区特别是京、津及省会城市的学生，在对比他们曾参观过的其他高校后，都表示从未见过像北京中医学院这样"房无一间、地无一垄"的高等院校。

学院教学管理人员和教师力量单薄，开学后近一年的时间，只有一位副院长、一位人事科长，还有 1~2 位管理教学的工作人员，后勤总务工作由北京市中医进修学校代为管理。专职业务教师只有 4 位，即张志纯、方鸣谦、栾志仁、刘渡舟，分别讲授两个班的《内经》与《伤寒论》。还有一位体育老师夏汉三。四位讲中医课的老师，都是在北京开业行医的，均未从事过教学工作，被聘请为北京中医学院的教师，他们既感到是一种荣誉，又深感责任重大。当时没有现成的教材，老师们便现编现用，上课前才把讲义发到学生手里，直到课程全部结束，学校才把散发的讲义装订成册。

中医进修学校没有大教室，所以123名学生还要分为甲、乙两个班，在相同的时间，由两位老师分别讲授同一门课。教室没有桌椅，学校给每个学生发一个马扎当座位，双膝作为桌子记笔记。学院没有图书馆，更没有其他教学设备。体育课和学生体育活动无场地，只好在寄宿的楼前窄小空地上立一个篮球架，周边安装单双杠各一个。楼内大厅安放一个乒乓球台，供爱好者使用。就在这样艰苦的条件下，我们年级还上游泳课和滑冰课。蛙泳动作是趴在垫子上练习的，冰上课的上课地点是借用马路对面北京第六十一中学的一块地方，冰场是我们自己端着脸盆泼水造的。

1956年9月11日，《健康报》曾以《第一批学习中医大学生》为题，对北京中医学院建设初期寄宿北门仓的情况作过报道："在北京东四北门仓那条恬静的胡同里，有一座红色的四层楼房。往常要在每天下午才有三三两两文质彬彬的老年和壮年中医到这里来听几个钟头的课，给这座楼房暂时添上一阵热闹。但是，最近却成天忙忙碌碌地进出一些年轻活泼的小伙子，他们是北京中医学院的第一届学生……他们都以自豪和愉快的心情来到了北京中医学院，学校还没有开始基本建设，暂时还借用北京市中医进修学校的校舍，30多位同学挤在一间房子里，双层铺，当然更谈不上实验仪器和设备，同学们到学校不久，就自己装了篮球架和乒乓球台。没有篮球场，在院内空场上架一个篮球架，投投篮多少也能过一下球瘾……这一学期，同学们将学习医学史、内经、伤寒、中国革命史等课程。其中内经和伤寒的讲义大部分已编写出来，这些都是张志纯、方鸣谦、栾志仁、刘渡舟等几位中医老师牺牲暑期休假的成绩。"

2. 生活条件好

北门仓地处北京城的东北角，靠近东直门，交通比较发达，因距市中心较远，故给人感觉较幽静。

我们寄宿的北京市中医进修学校，在一座四层小楼里，与中苏友好协会、中苏友好报社相邻。我们吃、住、学习都在这个楼里，非常方便。宿舍对面就是教室，一层是食堂，锅炉房24小时供应热水，淋浴室全天开放，教室、宿舍南北通透，冬天暖气供应充足，晚上睡觉可以不盖棉被。由于第一学年只有我们一个年级，大家学习、生活都在一起，所以很快就熟悉了，相处得非常好。我们这一届男生数量多，约占2/3，有两个三间房连通的宿舍，都给男同学住。32个人住在一间宿舍内，虽然人多，但大家相处得非常好。熄灯前或起床后大家经常躺坐在床上交流学习的体会或者聊聊天。翁维健同学是大家公认的"笑星"，他的山东快书和相声段子，至今仍让人难忘。每个宿舍都有"室长"负责卫生，严管作息时间，还有专门负责电灯开关的"灯官"。

谈到伙食，师生们更是赞不绝口。虽然食堂条件简陋，但饭菜做得好。一日三餐，不断变换花样，早餐油条、油饼、豆浆、稀饭、馒头、发糕、豆包等，午餐、晚餐四菜一汤，荤素搭配，主食品种亦多。另备病号饭、回民餐，以满足多方面需要。逢年过节师生聚餐，至少八菜一汤。如果学生外出炊事员会耐心等待，保证学生回来有热饭吃。另外，食堂还根据气候条件，配置不同的餐饮以祛寒消暑。

现在回想起我们在北门仓的日子之所以舒适好过，主要原因有二：一是学生少，学校给予的照顾多；二是社会经济形势好，物价低廉。

北京中医学院成立初期，招生、教学、后勤工作都由北京中医进修学校代管，沈、哈两位校长和陈彤云主任等为我们做了大量工作，我们非常感激他们。

（二）"南迁"风波

入学近半年，尽管师生和睦，吃住无忧，但没有自己的校舍，后续课程的老师和教材也没着落，这种状况让师生越来越忧虑，特别是一些调干生，他们多已成家立业，丢下老小来学习中医很不容易，因而要求尽快改善办学条件的呼声更高，心情更急切。

1957年初，几位调干生联名写信向党中央、国务院和卫生部反映学院存在的困难和问题。不久中共中央办公厅来信表示：你们的来信中央领导同志看过了，非常重视，正在责成有关部门抓紧解决。

1957年3月29日，国务院文教办公室（即国务院第二办公室）副主任范长江、徐迈进同志召集部分学生代表到国务院座谈，听取意见。座谈会开始时，范长江副主任说："二办主任林枫同志很重视大家反映的问题，他因病今天不能来，委托我们来听取大家的意见。"座谈结束时，范长江副主任又说："我们一定会认真负责地考虑大家的意见。凡是应解决而且能解决的问题，必须要解决。同学们要辩证地、发展地看问题，不要悲观。当然，解决问题还要有个过程，请同学们不要着急。"

当时卫生部有几个解决方案，其中之一是把中医学院迁往南京。1957年4月，卫生部中医司委托学院派遣几名代表去南京考察，他们是李岩、王其飞、袁美英、石国璧、胡雪飞。

这些代表去南京的任务是重点考察江苏省中医进修学校。这个学校的由昆校长，是一位部队转业干部，他很有远见。来这个学校进修的学员，都是有中医基础或有临床经验的中青年中医。学校不让学员单纯听讲，而是组织学员边讨论边编写各种中医教材，并且登堂讲课。学校编出了甲、乙、丙三种中医药教材。考察组到南京后，受到热情接待。江苏省卫生厅分管中医的厅长，是国内有名的中医药专家叶橘泉先生，他详细介绍了江苏省中医药事业的发展状况，并且说假如北京中医学院迁来南京，江苏省将把南京炮校的校舍转给中医学院使用。这样办学的校址、教师、教材三方面南京全部具备。

4月底，考察组回到北京，向卫生部主要领导做了汇报，部领导决定南迁，让考察组回去向同学们报告考察情况，并动员同学们做好准备，正式行政动员由部领导来做。

考察组回来向同学们作了考察报告和一般动员，就等着部领导来做正式的行政动员和宣布南迁的决定了。可是等了好长时间也不见部领导来。直到1957年5月30日晚，部领导才来到学院，召集全院师生做报告。

第二天，同学们选举产生了"执行委员会"。6月1日，委员们分头向国务院、卫生部、北京市委反映学院的问题。6月6日，国务院副秘书长齐燕铭同志召集国务院二办、卫生部、高教部和北京市、北京中医学院等单位和部门的主要领导研究解决北京中医学院的问题，为是否南迁提供可行性方案。会上解决方案初步形成，几天后，周恩来总理亲自召集上述单位的主要领导开会，并明确指示，北京中医学院一定要在北京办好。总理决定，学院的教师、教材问题由卫生部负责解决，可以从全国各地调有名望的、有水平的优秀教师前来任教。校址问题由齐燕铭副秘书长协同北京市解决。

自此，北京中医学院院址的选择，教师的调聘，院领导班子的调整、充实与加强等各个方面问题的解决，被一一提上日程，并见之于行动。

为保证1957年级新生按时入学和陆续调进的领导与教师生活与办公用

房需要，首先把北京市中医进修学校西侧，占地 2~3 亩的旧房子划给北京中医学院，这是北京中医学院最早的房产。在这一小块土地上，有错落不齐的旧仓房，其中一部分用于办公，一部分用于教工宿舍。我们的伤寒老师刘渡舟教授，在这里住了 16 年。祝谌予、张铣教务长也在这里办公。

北门仓的一小块房产，只能解决燃眉之急，绝不是长远之计。遵照国务院指示，北京市根据城市建设与发展规划，建议北京中医学院院址设立在地处城外东北角的和平里地区，在有关部门的带领下，几位学生代表亲临现场考察。据介绍，这个地区将建成北京东部的一个大学校区和北京市具有示范作用的大型居民区。同学们考察后认为，虽然远景规划很好，但现实所见却是大片农田和散落的农户，连一条像样的马路都没有，即使建成学院附属医院，交通如此不便，也很少有人会来这里看病。更重要的是一切都要从头开始，也不知何年何月才能建成，远水解不了近渴，故不同意这个方案。

在寻找院址的同时，卫生部根据指示，抓紧调集师资并调整、充实、加强学院领导班子。根据教学的需要，先后分两批从江苏省中医进修学校调来王玉川、董建华、程莘农、颜正华、杨甲三、印会河、王绵之、汪幼人、刘弼臣、程士德、王子瑜、许润三、施汉章、姜揖君、孙华士、戈敬恒、席与民、王德林、黄廷佐、金起风、濮秉铨、周汶、陈佑邦等老师。同时，还特别把卫生部中医顾问秦伯未调到学院任教，并相继聘请任应秋、宋向元、余无言、陈慎吾、钱达根、宋孝志等名老中医，作为相关学科的带头人或兼职教师。这为北京中医学院中医基础与临床各科的发展，奠定了坚实的基础。

1957 年底，卫生部先后委任黄开云、黄世爕、黄陞仁、杨礼慈、卢星文任院长、书记、副院长。与此同时，还先后调来祝谌予、于道济、张铣、平凌霄任正、副教务长和院办主任。从而使学院党政领导，特别是教学和行政管理工作，得到很大加强。

（三）落户海运仓，建设自己的校园

1957 年底，经中央有关主管部门和北京市有关方面共同研究，决定将中国人民大学新闻、历史两个系所在的海运仓校舍转让给北京中医学院，将国家给予北京中医学院的建设经费，拨付给中国人民大学作为补偿，一则可使人大校区相对集中，二则可使北京中医学院有个落脚之地。

海运仓与北门仓邻近，相隔不过 200 米，学校和师生亦均无大件物品，因此搬家非常简单，许多东西手提、肩背，或用手推车就搬过去了。1958 年新学期开始，1956、1957两个年级同学就在海运仓上课。

海运仓校址占地面积96000平方米，房舍面积2900平方米，因其有几百年历史，历经几个朝代的变迁，又曾有过多种用途，故院内建筑多种多样，既有青灰色砖木结构、高大宽敞的仓房，也有仓管官员办公和居住的像王府一样的四合院；既有日伪时期的二层小楼，也有大仓房改造的小礼堂、大教室及大食堂。

尽管海运仓校址的占地面积和建筑面积都比在北门仓时大了很多，但用发展的眼光来看，现有条件仍不能适应和满足教学和生活的需要。1958年，中医本科生扩招到160人，宿舍紧张，1956年级学生主动要求暂住大礼堂，女同学住台上，男同学住台下，用幕帐分开，以解燃眉之急。

1958年，学院确定最大在校生规模将达到2400人，并将开办中药专业。卫生部要求中医学院不但要举办西医学习中医班，而且要陆续开办"中医研究班""中医师资班""西医药人员学习中药班"等诸多学习。继承和发扬中医药学的班次。

1958年，院领导在上级主管部门的大力支持下，提出海运仓校园、校舍规划方案，并立即组织实施。从1958年到1962年，学院大兴土木，新建了教学楼、实验楼、食堂、学生宿舍与院直机关办公用的大白楼，还把靠近北门的红楼及附近平房改扩建为附属医院和门诊部。

（四）"三黄主政"，建立健全领导管理体制

1958年北京中医学院进入"三黄主政"时期，黄开云任书记、院长，黄世燮任副书记，分管党建和政治思想工作，黄陛仁主管教学，杨礼慈主管后勤，卢星文主管体育卫生。党、政、工、团各级领导与管理体制亦相继建立。从卫生部、北京市调来一批干部，又接受从部队转业的一大批干部，充实到党、政等科处各级管理岗位。其中不乏老红军和抗日时期的老革命者，如党办主任兼统战部部长刘燕、科研科科长陈阳和、膳食科科长康福生等。转业干部多集中在总务后勤部门，如程远达、耿德本、刘光照、任尚茂、李长益等从卫生部教育司高教处调来高奎乃，任北京中医学院第一任教务科长，从而改变了上有3个教务长而下无得力教学管理人员的局面。

1959年7月，北京中医学院第一次党代会召开，标志着学院以教学为工作重心的党政领导管理体制基本确定。以"三黄"即黄开云、黄世燮、黄陛仁为核心的领导集体，在1958年至1960年期间团结协作，齐心奋力，带

领北京中医学院走出困境，再抓基本建设、改善办学条件；充实壮大师资队伍，探索中医教育特点和人才成长规律，提高教学质量，促进新一代中医大学生德、智、体全面发展等诸多方面，均做出了贡献。北京中医学院的老职工、老教师、老同学都认为，"三黄主政"的几年，是北京中医学院建设与发展史上的一个黄金时期。

（五）兼顾中西、医药、基础与临床，调集师资力量，壮大教师队伍

继从江苏省中医进修学校调来一批中医骨干教师以后，卫生部又相继从部直属院校中国医科大学调来邱树华、刘国隆、贲长恩、金恩波、张瑞林、齐治家、姜明瑛、刘建国、谭正卿、曹治权、陶晋舆、高华令、李士卿、朱培纯等上西医基础课（包括解剖、组织、生理、生化、微生物、药理、病理）以及普通基础课（生物、物理、化学等）老师，从而为北京中医学院完成教学计划规定的的以及相应的教研室设置，奠定了坚实的基础。

1959年前后，为适应附属医院临床各科医疗工作和即将开课的中西临床课程教学的需要，又从北京市和卫生部直属医学院校陆续调进单玉堂、赵绍琴、胡希恕、马龙伯、焦树德、刘寿山、熊琦等知名中医和廖家祯、武泽民、李英麟、康廷培、洪秀清等西医学习中医的老师。同时，来自协和医科大学、华西医科大学、上海第一军医大学的魏我权（魏民）、黄启福、邱全英、杨秦飞、施今美（施雪筠）、王淑华、吴琦、胡琼玉、何基渊、陆庚林、陆国康、李康等，也分别调进北京中医学院，充实基础与临床各教研室。与此同时，还相继调来徐仙洲、王佩珊、许志明、马雨人、李家实、曹春林、陆蕴如、姜佩芬、杨春澍、陈玉芙、沈连生、李国庆、李云谷等老师，为中药专业的开设准备了相应的师资力量。

在卫生部的直接领导和有关方面的大力支持下，到1960年，北京中医学院已基本建立了中西、医药兼备，老中青结合，能满足并适应中医、中药两个专业教学需要，并能承担各种培训、进修教学任务的教师队伍。这些老师不仅给我们上课，带我们实习，教我们做实验，还带我们搞科研。老师们忠诚于党的中医教育事业、吃苦耐劳、认真负责、关爱学生、关心患者的精神和作风，对我们产生了极为深刻的影响。在非常艰苦的条件下，一起摸爬滚打中建立起来的师生感情，让我们终生难忘。

（六）从自编到统编，加强教材建设

中医学院在开创初期没有教材，老师们都是自己编写，刻版油印讲义，以供教学急需。随着老师的陆续调进，教研室的建立健全特别是来自南京的老师，他们带来的江苏省中医进修学校的教材不仅较为齐全而且适用。1960年，卫生部中医司和教育司组织以北京、上海、广州、成都四所中医学院教师为主，有关中医院校老师参加的编写组，共同编写中医高等教育统编试用教材。1961年教材陆续出版，这就是现代中医高等教育第一版教材。这套教材通过试用，师生对其内容及印刷质量均不太满意。1962年，卫生部主管部门组织相关专家对第一版教材进行修订，第二版教材于1963年陆续出版。第二版教材的审定工作，由卫生部主管中医工作的郭子化副部长亲自主持，中医司吕炳奎司长全面负责组织，卫生部中医顾问秦伯未亲临指导，各院校负责相关课程教材的主编及主要编写人员均参加了会议。北京中医学院主编《医学史》《各家学说》《内经》《伤寒论》，任应秋、王玉川、陈慎吾等老师都对中医院校教材建设做出了重大贡献。

西医课教材，我们选用的是西医院校的通用教材。由于中医专业西医课学时少，要求重点学习掌握西医基础理论知识，故除在课程上作了压缩外，还在必读的课程内容上作了适当而必要的精简。通过教学实践，我们的西医课老师，逐渐摸索并积累经验，也为中医院校的西医课程教材的统编打下了基础。

三、1956年级是这样走过来的

1956年，是中华人民共和国成立初期政治经济形势最好的一年。从1953年开始，国家进入第一个五年计划时期，苏联给中国援建156个大规模建设项目，国家感到缺乏各种人才，因此中央提出向科学技术进军，号召全国人民学习科学知识，号召年轻干部进入大学学习。

我们在这样的氛围下进入大学，大家抱着满腔热情学习知识学校当时刚刚成立，一无所有，教师缺乏，无校舍，无教材，无设备。即使在这样的情况下，大家的热情仍然不减，克服了重重困难，渡过了难关，坚持下来，完成了学业。回顾当年走过的路，虽然艰难曲折，甚至走了一些弯路，但回过

头来看，对我们成长、成才、从医是有益的。

（一）在课程安排上"先中后西，以中为主，西为中用"

我们进校后，首先学习的中医课程是黄帝内经（以《内经知要》为范本）、伤寒论，都是学经典原文。古医籍文字深奥，不易理解，虽然有课后讨论，老师解疑，但是对初学者来说，仍然难以理解和消化，需要有一个过程。尤其是刚开课就学习《伤寒论》，既不熟悉中医基本理论，也不懂中药、方剂和四诊八纲，除去那些青年中医学员，大多数高中毕业生和卫校毕业生简直就像听天书一样。

1959 年以前，学院没有给我们安排一门西医课，内经、伤寒、金匮、温病、本草等课讲完以后，有两次到矿区实习。通过两年多的学习，我们基本掌握了中医药知识，再通过老师指导、实际诊病亲自看到了中医的疗效，这时候中医已经在我们心里扎下了根。从 1959 年第二学期开始，我们在学习中医临床各科的同时，开始上西医基础课。我们临床实习时，在老师的指导下，用中医办法治好了许多病，我们也想知道西医对这些病是如何解释处置的。所以，对西医课程的学习，我们也是抱着非常认真的态度。

由于有中医经典著作学习的基础，所以在学习中医临床各科课程时，许多具有复习性质，有些是重复的，等于第二次学习，学习起来显得比较轻松。我们认为课程的安排，"先中后西，以中为主"是对的。中医学院是培养高级中医人才的地方，学好中医是首要的。西医课程不宜安排得过早，也不宜一进校就混合安排，这样容易使同学们记下西忘了中，因为西医讲的细胞、细菌在实验中就能看到，而中医讲的虚实寒热只有在患者身上才能看得见。

（二）早临床、多临床，在实践中学习

1958 年后半年，学校安排我们到京西矿务局医院及所属城子矿门头沟矿实习，由老师带队，白天看病，晚上讲课，有时安排下井采煤体验生活。在京西煤矿实习期间，大多数学生就住在诊室，晚上打开铺盖睡在针灸床上或诊室的地上，条件虽然艰苦一些，但收获很多。记得有一位患者，患下肢瘫痪，由五个人抬来门诊，老师诊断属于"风痹"证，用针灸治疗，第二次来的时候，仅由两个人扶着走来，第三次来的时候，是自己走到诊室的，再经过数次针灸而愈。这位患者的诊治过程，使我们看到了针灸疗效的快捷，中

医的神奇疗效给我们留下了深刻的印象。

1959年3月至7月，学校安排我们第二次到京西矿务局医院及城子矿、门头沟矿门诊部实习。这4个月我们没有节假日，当时的口号是"一天等于二十年"，白天诊病，晚上讲课，老师非常辛苦。工人为了多采煤，有病不愿到大医院去看，利用休息时间来找我们他们感到很方便。这里内、外、妇、儿各科患者都有，不仅患者多而且病种也多，非常有利于我们实习。

当时党的方针是向工农兵学习，在为工农兵服务的过程中，接受工农兵的教育。我们在矿区诚心为工人诊病疗伤，有的单身工人不能熬药，我们便把药熬好送上门；有的工人病重，我们悉心照料；有些单身工人，衣服、被褥脏了，女同学给拆洗干净再送回去。我们轮流下井劳动，亲身体会煤矿工人的辛苦。在井下劳动时，工人为了保护我们而自己受伤，遇到重大手术需要输血时我们也争先恐后排队输血。令人感动的事常有发生。我们和工人建立了深厚的感情，当我们离开矿区时，工人们自动集合七八百人送我们到车站，许多人相拥而泣，难舍难分。这种场面，令我们一生难忘。

1959年下半学期，我们每周有2~3次课间临床实习。实习地点主要在附院或学校附近的医院，如北京中医医院等，形式是跟随老师门诊或查房看患者。

1960年，我们到京郊怀柔农村各公社，在老师的指导下给农民群众看病。同学们被分到各大队，与农民群众同吃同住同劳动。当时吃的是大锅饭，打回来的是稀汤饭，水多饭少，吃了净小便，许多人因营养不良发生浮肿。但是我们仍然坚持给农民看病，送医送药到家。这次到农村时间较长，使我们对农村的情况有了进一步了解。

1961年6月至8月，我们奉命组成工作组，去甘肃通渭、秦安两地执行医疗救助任务。我们与甘肃省医疗队和两县医务人员一起，抢救了大批伤病员。这些伤病员，既有因饥饿而病的，也有外伤及其他传染病。我们在老师的指导下，积极抢救伤病员。这次任务，使我们既了解了农村，也增强了才干。如许多孤儿发生头癣，宋向元老师处方中药外敷很有效。中医书上说的许多绝症表现，我们在抢救患者的过程中都看到了。

1961年至1962年毕业实习。为了给实习和补课争取时间，不仅1961年没有放寒假，而且1962年又延长了3个多月我们才毕业。实习地点除了附属医院，还有北京中医医院、护国寺中医门诊部等单位。实习时，每位老师带1~3名同学，实行导师制，老师对带教的同学负责。学校还给在校外实习的各个点委派老师专门指导毕业论文的撰写。同学们非常重视这次实习，都做了充分的准备。实习后期，每位同学都要写一篇毕业论文，论文要经过严格的答辩，及格了才允许毕业。我们不懂得论文如何写，便请任应秋老师给大家讲解如何选题、如何收集资料、如何总结归纳形成自己的论点。我们按照任老的教导，在实习期间，一方面收集文献资料，一方面在实习中积累病案实例。

论文答辩时，老师们组成了3~4个论文答辩组，每组有4~6位老师，听同学们阐述自己的论文要点，老师提问，同学答辩，最后老师们讨论评分。这是北中医第一次论文答辩会，无论是院领导教师还是同学们都认真对待，许多人加班加点收集材料，论文写好后，请有关老师审阅，提出修改意见。答辩前，很多同学几乎都能把自己的论文背下来。同学们之间也互相帮助修改，尽量使之完善。

毕业实习，撰写论文，是对六年中医药学习成绩的一次检验和考试，也是一次学术上的升华。

以上这几次临床实践的时间加起来，超过我们在校六年的1/3，这对我们学好中医、掌握中医理论和临床实践能力，以及以后的发展起到了重要的作用。

（三）名师教、名师带

讲课的老师重要，带实习的老师更重要。往往带实习的老师，决定着被带学生的今后方向，老师在课堂讲的什么，往往过些年都淡忘了，但是临床实习时，遇到的一些病例，多年以后还记得。尤其是一些疑难杂症，往往记忆一生。

带我们实习的都是一些经验丰富的老师，在附属医院和京西矿区带我们实习的老师有秦伯未、任应秋、祝谌予、于道济、方鸣谦、陈慎吾、刘渡舟、宋向元、宋孝志、李介鸣、杨甲三、董建华、赵绍琴、王绵之、颜正华、程莘农、印会河、焦树德、胡希恕、马龙伯、熊琦、陈申芝、刘弼臣、孙华士、王德林、戈敬恒、施汉章、姜揖君、刘寿山、金起风、王子瑜、陈佑邦等。其他医院的带教老师也都是些经验丰富、在群众中有威望的名家，如北京中医医院的董德懋、赵炳南、关幼波、刘奉五，护国寺门诊部的刘瑞堂、刘延龄、关隆、才抱青、屠金城，北京同仁医院中医科的陆石如、孔嗣伯等老师。

这些老师都有一个共同的特点，那就是爱生如子、倾囊相授。任应秋老师的教学任务虽然非常繁重，但对我们提出的问题，当面解答了还怕我们听不懂，另外再写张卡片，把答案的出处、内容、意义等写得清清楚楚。秦伯未老师带领的实习同学，实习结束时不但写好了毕业论文，还编辑了一本《中医临证备要》。祝谌予、方鸣谦、孙华士、刘弼臣、杨甲三、王德林等老师带领我们在京西煤矿实习，白天带领我们门诊，晚上给我们讲课。杨甲三老师利用空闲时间教我们点穴，传授针灸手法，甚至把自己的家传秘方也传授给我们。李介鸣老师在附院带我们实习，每天早晨都早来半小时，给我们传授他看病的经验和用药特点。方鸣谦老师把一些同学叫到家里，讲解自己的临床经验。

我们的临床实习，一般都经过两个阶段：第一阶段跟老师抄方，熟悉老师看病的路子和用药特点。第二阶段，我们先看患者，把脉症、辨证、立法、方药写好，连同患者一起交给老师，请老师复诊审查，老师复审后，再把病历交给我们，由我们把老师修改后的处方抄写成正式处方，老师和我们签字后交给患者。这个过程虽然费时一些，但对我们的辨证能力提高很大。我们感到较难的一是切脉，确有"心中了了指下难明"之感；二是辨证，这是最难的一关，有时憋得头上直冒汗，就是写不出辨证来。老师在我们的实习笔记本上，先修改，等患者走后，再给我们讲解他修改的理由和根据，这样看一位患者，就是一次提高。老师们修改的这些笔记本，我们至今还珍藏着。每当我们看到老师修改的笔迹时，就引起我们对老师的无限怀念，他们诲人不倦、爱生如子的忘我精神，永远铭刻在我们心中。

我们可以自豪地说，当年我们的老师们，医学水平是一流的，他们的奉献精神也是一流的。没有他们的谆谆教导和呕心沥血的培育，就不会有我们的今天，前贤师辈们永远是我们的榜样！

临床实习时，虽然当时没有明示，但实际是导师负责制。带教的老师，都想把自己带的同学培养成高水平的人才。很多老师早到晚归，加班加点给同学们讲自己的经验，有的老师自掏腰包给同学买名著，让同学们学习。老师们把自己的经验、技能，倾囊相授予我们。

即使在我们毕业后，老师还关心着我们的成长，如董建华、刘渡舟、孙华士老师，应邀去西北会诊、讲学，也把有兰州的同学叫来侍诊，传授他们经验。俗语讲"名师出高徒"，我们算不上高徒，让以后的事实去回答吧。

（四）中医经典反复读

1956年，我们入学后先从《黄帝内经》《伤寒杂病论》等经典原文学起，对中医经典著作学了一遍。

1962年，我们毕业前，学校考虑到我们年级经历的政治运动和劳动锻炼较多，耽误了一些学习时间，因此决定推迟毕业时间，我们补习功课，主要是补经典著作。在补习《内经》时，任应秋老师和秦伯未老师出了大力气。任应秋老师给大班讲，小班辅导，真是不遗余力，倾囊相授。秦伯未老师对《内经》有精深的研究，许多难解的字句、条文，经他一讲，豁然而通。

由于有前5年的学习和实践基础，我们的理解能力已大大提高，这一段复习，虽然时间不长，但为我们日后的成长和发展打下一个良好的基础。

（五）采风访贤，增长知识

1958年，卫生部号召在全国开展收集土、单、验方的群众运动同年全国中医代表会在北京召开，学校组织我们分头向各省前来开会的中医代表采风访贤，收集、学习他们的治病经验。我们利用这次机会，遍访各地老中医，许多中医都贡献出了自己的验方。

1959年，全国中医药工作会议在河北保定召开，学校组织我们去保定参观，使我们增长了不少见识。

1959年7月实习结束后，我们全年级同学在一起，交流了各个实习点老师的主要经验，也给我们增加了不少知识。学校把这次同学交流的心得、论文汇集装订成册，使这些经验得以长久保留。

（六）采药认药

1958年暑假，学校组织部分同学去八达岭采药，由谢海洲老师带队。短短十多天，我们认识了上百种中草药。每认识一种新药，采集到一个中药标本，大家都兴奋不已。中医治病离不开中药，所以中医学生必须学好中药，从认药、采药到加工炮制，都应有所了解。通过采药，我们了解到北京地区特别是山区药物资源很丰富，柴胡、党参、葛根、桔梗、沙参、蒲公英、地丁、玉竹、白头翁等满山遍野，就在身边，就在脚下。除了这次采药，学校还组织我们参观饮片加工厂，到药房抓药配药，给患者熬药。这些课程或实践活动看似简单，但在日后的临床和研究工作中，为杜绝伪劣药品，提高临床疗效，起了一定的作用。

（七）广泛接触工农兵群众，培养良好的医德医风

我们在校 6 年，多次上山下乡，或去军营参加军事训练，广泛地接触社会最基层的工农兵群众，并在为工农兵防病治病过程中，学习他们高贵的品质，为培养高尚的医德医风打下了良好的思想基础。所有这些活动都是以为工农兵开展医疗服务为主要目的。每到一地，我们都要调查当地群众的多发病、常见病是什么，中医治疗办法有哪些。如煤矿工人最常见的职业病是"尘肺"，最常见的多发病是慢性支气管炎、慢性胃肠炎和风湿性关节炎。老师们在临床实践中给我们讲这些病的中医辨证治疗方法，指导我们学习、研究这些病。

（1）1958 年、1959 年两次去京西矿务局城子矿、门头沟矿实习劳动。

到了矿上，我们请求矿领导给我们介绍情况，包括生产情况、先进职工、先进事迹等，明确矿里对我们的要求和希望。我们文娱组的同学，把先进人物的事迹编成说唱节目，很快在矿区广播站播出，工人奇怪地说："这是哪来的文艺人才，把我们矿区情况怎么了解得这么清楚？"

在食堂，我们挽起袖子，帮助师傅们一起洗碗、择菜、烧火，厨房大师傅感动地说："这真是我们工人的大学生，一点架子都没有。"

工人们超额完成采煤任务时，我们去井口敲锣打鼓迎接祝贺。

我们和工人们生活在一起，生产在一起。这无形中拉近了和工人的距离，和他们建立了深厚的感情。

矿区领导对我们的工作非常满意。我们给工人们看病，送医送药，工人的健康水平提高了，出勤率高了，请假的少了，生产任务完成得好了，先进人物、先进事迹通过我们编成的节日及时传播，鼓动了工人们的生产积极性。我们和矿区融为一家，大家融为一体，非常融洽。

在矿区几个月，我们治好了许多患者，业务上有了很大进步，思想上了也有了很大提高，真是业务、思想双丰收。在京西的几个月，是我们一生难忘的几个月。

由于多方关系处得非常融洽，京西矿区成了北京中医学院的长期实习基地，多年后我们还有联系。

（2）1958 年、1959 年暑假，部分同学去山东的海军基地和陆军基地参加军事训练。

进入军营，一切按照军事化管理要求。班长由学生担任，排长、连长由解放军担任。刚进军营，突出的感觉是"紧张"，做什么都要快，有时紧张得连上厕所的时间都没有。练习射击，是军训中最艰苦的一课。趴在地上，手端钢枪，肘尖着地作为支点，不许垫东西，许多人肘尖磨得流血，仍然坚持。最愉快的时刻，是打靶练习结束，唱着《打靶归来》返回营地。这样练习了好长时间，才进行实弹射击，我们全部达到标准。

最严峻的一次考验是在海军基地军训时的夜间演习。有一晚半夜三点，突然紧急集合号响了。因为都在沉睡中被叫醒，又不许开灯，所以我们这些学生兵有些慌乱。有的人衣服没穿好，有的人枪拿错了，还有人只抓了刺刀，没拿枪就跑来了。集合后上了小艇，半夜风浪很大，小艇在海中上下颠簸。黎明时分，小艇到了蓬莱阁附近，我们冒着大雨行军到蓬莱阁草坪，有位首长给我们讲话，对大家进行了表扬。虽然经过了海上漂泊和大雨浇灌，大家个个都像落汤鸡，但是大家情绪高昂，那种场面，十分感人。

我们学院的慰问队也来到了海军基站，除了慰问我们所在部队的官兵，又到其他岛慰问了守岛战士，受到了官兵们的热烈欢迎。

战士们为了表达他们对北京来的大学生的谢意，下海抓海参来慰劳我们。军爱民，民拥军，军民一家人，气氛相当融洽。

（3）1960年、1961年两次去怀柔参加医疗和劳动。

（4）1958年5月，响应中央号召参加修建十三陵水库劳动。

这是一次难忘的经历。当时工地上每天都有超过10万人在劳动，这里面有工人、干部，也有军人、学生。我们白天住在农民家里，地上铺些草就是床，晚上劳动。5月的北京天气不算热，尤其在晚上还有些凉意，但是我们劳动强度大，虽然只穿一个短裤，但仍然干得汗流浃背。挑沙石，装沙石，用卡车运往大坝，平常一个人挑两筐都困难，这时有的人一次能挑4筐、6筐，我们也不知道哪里来得那么大力气。我们最快时装一大卡车沙石仅用4分钟。十三陵劳动对于我们来说是强度最大的一次，但我们每个人都经受住了这次考验和锻炼。

我们劳动期间，党和国家领导人也来到十三陵水库工地来参加劳动。因为我们是晚班，没有见到所以感到特别遗憾，但我们同样受到了鼓舞和激励。

十三陵劳动对身体上是一次锻炼，对思想上是一次提高，有的同学说："这座大坝建成以后，若有人问这是谁的功劳，我们会说这是百万人血汗的结晶，而我们是其中光荣的百万分之一。"

当时党的教育方针是教育为无产阶级政治服务，与生产劳动相结合，知识分子为工农兵服务，接受工农兵教育，我们做到了。几十年过去了，一个个朴实勤劳的煤矿工人，一个个守卫在边防前哨的解放军战士，一个个淳朴憨厚的农民，以及一个个灾区的孤儿，他们的面孔、声音仍不时闪现在我们的眼前，时刻提醒我们不能忘记工农兵，不能忘记我们的责任和使命。

（八）丰富多彩的文体活动

党的教育方针，要求学生在德育、智育和体育诸方面都得到发展，成为有社会主义觉悟，掌握文化科学知识，体魄健全的人才。开展多种多样的文娱、体育活动，是学校贯彻党的教育方针的需要，也是培养学生全面发展的重要措施。因此，文体活动是我们在校生活的一个不可或缺的组成部分。

20 世纪 50 年代中期的群众性文娱活动，以扭秧歌、打腰鼓、唱新老革命歌曲为主，表演形式亦多以集体舞、大合唱为多。但在我们上大学的时候，城市特别是大城市，高等院校的群众性文娱活动已有了新的发展和变化，具体表现在交际舞又得到复兴，伴舞的轻音乐又被奏响，还有学唱苏联的歌曲如《莫斯科郊外的晚上》，电影《幸福生活》的插曲《红梅花儿开》等。

文娱活动的群众性，处于那个时代的普遍性之外，还有我们这个新建中医院校只有 120 余名在校生的特殊性。入学第一年，为参加国庆天安门游行，不到百人的游行队伍，还组建了一支鼓乐队，晚上，天安门广场联欢，我们倾校而出，载歌载舞欢庆伟大祖国成立七周年。各种庆典活动促进了文娱活动的普及和推广。为普及推广青年舞（即交谊舞或原交际舞），各班干部和积极分子（即会跳舞和喜欢跳舞的同学）带头参加，课余时间在楼内大厅或楼前院子里练习。学生会动员全体同学参加每周末与中苏友好协会、中苏友好报社共同举办的舞会。经过努力，即便是原来从没见过更没跳过交际舞的同学，也能达到可以跳"慢三步，不踩脚"的水平，可见其普及率之高、群众性之强。

1958 年寒假过后，一曲《九九艳阳天》的普及，打破了以往只会唱大合唱、进行曲的局面。《九九艳阳天》是电影《柳堡的故事》中的插曲，其歌词、曲调感人动听，而且很容易学唱，是一首典型的革命抒情歌曲，很受年轻人的喜爱。

1956 年级的文娱积极分子、共青团干部用废报纸抄录词曲，贴在宿舍或活动室的墙上，几位同学主动带领大家学唱，很快《九九艳阳天》的歌声便在校园内传唱开来。在那个时代群众文化活动比较贫乏，学生喜欢的就是看电影，优惠票价只有一毛钱。《地道战》《铁道游击队》《天仙配》《梁山伯与祝英台》《祝福》《洪湖赤卫队》《女篮五号》《林则徐》《青春之歌》《五朵金花》《林家铺子》《回民支队》《战上海》等，几乎每部新片子都要看，好听的插曲也都学唱。

体育是教育方针规定的受教育者全面发展的一个重要方面，也是增强学生体质、提高学生健康水平的重要措施。1952 年毛泽东主席为中华全国体育总会成立题词："发展体育运动，增强人民体质。"1954 年国家体育运动委员会第一次全体会议在北京召开，明确开展体育工作的方针，必须是结合实际情况，开展群众性的体育运动，并逐步地使之普及和经常化。

北京中医学院初创时期，没有开展体育运动的场地和设施，但同学们深知"身体是革命的本钱"这个道理，因陋就简，自己创造条件，开展多种形式的群众性体育运动。没有田径场，早晚跑马路；学滑冰，借地自己泼冰场；楼内大厅摆乒乓球台，楼前空地打羽毛球、托排球、投篮球。结合我们的专业特点，体育课夏汉三老师在课余时间教我们打太极拳、练八段锦和五禽戏等传统体育健身项目。

1956 级三班开展的象征性长跑是开展群众性体育运动的一个典型。三班曾以工农红军二万五千里长征为目标，组织全班近 30 位同学开展冬季象征性长跑，大家踊跃参加，寒假前完成了任务。1958 年搬到海运仓，体育运动条件大有改善，学院召开了第一届体育运动会，卫生部部长李德全不仅光临会场，而且还围绕田径场跑了一圈，给师生极大鼓舞，有力地推动了群众性体育运动的开展。

为了实现全班以及全年级"劳卫制"（即"准备劳动与卫国"体育制度）达标，年轻的同学分别给调干的老大哥、老大姐当指导做陪练。在达标测试的关键时刻，海运仓操场，挑灯夜战，一遍遍地跳高、跳远、长跑、短跑，伴随着加油、呐喊、欢呼声和感叹，尽管这个"达标"有水分，但人人参与、不弃不舍的精神值得称赞。

1956 年级虽然只有 123 位同学，但其中不乏文体活动的爱好者和积极分子。在考入北中医之前，他们有的是省市一级合唱团、田日径或球类代表队的成员，也有的是学校或班级团队的骨干。在学院初创阶段，他们是学校文体活动的参与者、普及者，也是通过文艺、体育形式，对外宣传中医学院和新一代中医学子的组织者和带头人。如来自唐山卫校的王沛，他既是篮、排球队主力，又是拉胡琴高手，是北京中医学院第一届学生会文艺部部长；同样是来自唐山的晁恩祥同学，不仅擅长篮球、排球，短跑、跨栏亦是强项，是学生会第一任体育部部长。

从我们入学第一年起，就陆续成立了篮球队、排球队、乒乓球队、合唱队、舞蹈队、乐队等文体社团组织，随着1957、1958、1959级的加入，这些社团、校队不断发展壮大，不仅进一步带动了本校文体活动的普及，还在北京市高校的文艺汇演和体育比赛中获得了优异成绩。

从1958年6月开始，北京地区高校开展了一场以贯彻教育与生产劳动相结合方针为主题的教育革命。我们从十三陵劳动开始，在以后的3年里，上山下乡、采药植树、种麦收麦、下井挖煤、烧砖盖房，各种活动不断。为了进一步激发同学们的革命热情，鼓舞革命干劲，文艺社团特别是那些文艺骨干，如翁维健、贾斌、刘燕池、韩梅、陆志博、陈子富、刘淑贞、唐晋源等同学不仅利用一切机会带领大家唱歌，给大家鼓劲，还结合生产劳动以及军训等革命实践活动，自编、自导、自演了不少鼓舞人心、健康向上的节目。其中编唱《红色小中医》是一个具有代表性的例子。

《红色小中医》唱出了时代的特征，展现了新一代小中医的风采，表达了他们热爱专业、服务大众的一片真情。这个节目在北京高校文艺汇演中获得优秀奖，并荣幸地被推荐到人民大会堂，给全国群英会的英雄模范演出，到中南海给中央警卫团作慰问演出。

我们参加劳动，在上工和收工的路上，歌声不断；中间歇工，也唱上几段。说快板没有现成的段子，即兴发挥，一时想不出词，大家一笑；两个班级快板比赛，一个上句，一个下句，更是精彩纷呈。1956年级有一支说、拉、弹、唱，能歌能舞的文艺宣传队。下乡劳动，他们把文艺演出送到田间地头；在矿区实习，他们把节目送到井口。"同志们，辛苦了，辛苦了，辛苦了，我们向你们问声好"每当想起或听到这个歌声，我们心里总是热乎乎的。

北京中医学院从成立开始，就在开展群众性体育运动的基础上，注重发现各方面体育爱好和专长的人才，组织代表队并积极参加北京市高校运动会和各类专项比赛。由于我们人少、力量单薄，所以集体项目参加得很少，只有男子篮球队参加了北京高校的篮球比赛，但获得了城区片的冠军，这是大家始料未及的，给全校师生带来了意外的惊喜和极大的振奋。

北京中医学院的男子篮球队，是1956年级入学第一年建立起来的，以王沛、晁恩样、苗思温、张济、傅士垣为主力队员，靠一个篮球筐、半个球场作为训练场地起家，依赖于和学校近邻的百货大楼仓库、61中以及劳动或军训时的工矿、部队开展友谊比赛，不断提高自己的竞技水平。1957、1958两个年级入学，又补充了田德禄、杜怀堂、李育林、张炳厚、白永波、宁静、张国富等新生力量，篮球队得到了发展壮大，形成了一支主力、替补队员俱全的团结的集体。大家不管严冬、酷暑，坚持早晨练体力，午后练技能，劳动、实习期间也不放松。参加比赛，院长亲自批准集体请假，院团委书记带队。主场比赛，各班级同学，包括各种进修班的老大哥们，都临场为他们加油助威。夏汉三老师虽不是教练，但是篮球队平时训练和参加比赛的组织者，他不顾年老、不辞辛苦、关心球队、体贴队员，给予大家很大的鼓舞和帮助。

（九）勤工俭学，开展多种科研活动

1958年至1960年，全国性的特别是高等院校组织的大型活动我们基本都参加了。如"除四害，讲卫生"，全民大动员，要求在几年之内，把老鼠、麻雀、蚊子、苍蝇消灭干净。我们全校师生，在院长、书记的带领下爬上屋顶敲锣打鼓大声呐喊轰麻雀。打老鼠也有任务，每人要交一条老鼠尾巴。我们住的楼房没有老鼠可打，我们就组织一个七人小组到北京郊区农村去抓。我们出了城，向东走了十多里，在一个农民的场院里，发现了两个玉米芯子和玉米秸秆垛。我们推测里面可能有老鼠，因为这里既有吃的又暖和。我们围了一圈，从外向内扒，结果抓了22只老鼠。

另外，我们还参加了许多与我们业务有关的勤工俭学活动。如：物理老师指导我们搞超声波研究，化学老师指导我们用番茄加工乙醇，针灸老师和模型室的刘文友老师指导我们研究针灸经络，试制经络测定仪，制作针灸石膏模型，翁维健同学牵头开办东风摄影社，为1958年高校举办的"红专展览"制作大型照片展板等。

（十）1956年级是一个机动灵活、团结友爱的集体

1956年级123人中有调干生30人，卫校毕业生17人，青年中医和社会青年6人。其中，调干生中有的人是在其他医学院校毕业后工作多年的老同

志，年轻同学亲切地称他们为"大哥""大姐"，年纪大的和年轻同学，学习上互相帮助，生活上互相关照，十分融洽和睦。

经过1958年全民军事化训练，我们年级也成了一个半军事化的集体。若要出动，可以很快拉出去。生活后勤方面由武春发同学负责，从行李运输，到住地食宿等项，他安排得井井有条。文娱工作由贾斌同学负责，他用一二个小时就可以组织编排几个节目。我们走在路上，坐在车上，都是一路歌声，一路笑语。出差乘火车，车厢广播里有北京中医学院的声音，打扫卫生的、给乘客送开水的也有我们的同学。下车时，车长、列车员、乘客向我们频频招手，依依不舍。

京西矿务局我们给看过病的工人，多少年还不忘我们。城子矿卫生科刘瑞征科长，每年春节都要来学校看望我们，和我们多少年都保持联系。

我们在甘肃灾区救过的患者，多少年过去了，还向有关人员打听当年救过他们的北中医人。

多少年过去了，参加军事训练时当地的政协主席还清楚地记得，北京中医学院宣传队演出的节目很精彩。

母校哺育了我们，我们给母校赢得的是荣誉和赞扬。

（十一）三年困难时期

1959年，粮食供应出现问题，各种生活用品紧缺，国家实行定量供给制。由于全国支援北京，北京粮食定量实行较迟，从1960年开始，每人每月28斤粮食，每月食用油是半斤，肉只有二两。其他各种生活用品如肥皂、布料、针织品、烟、酒、火柴等也相继凭票供应。副食品也很短缺，许多人发生浮肿和营养不良性肝肿大。有一次学校在南苑地区买了许多冬储大白菜，由于没有汽车，学校号召学生人力搬运。由于路途遥远，负重长途行走，回来以后，许多人发生了浮肿。当时白薯也顶粮食，灶上蒸熟的白薯三斤顶一斤粮，白薯利尿，吃了净小便。我们也采集榆树叶和槐树花，槐树花拌饭有一种化妆品的气味，闻着香，吃下去不舒服。春季的榆树叶柔软可食，但秋季的榆树叶掺在饭里，叶硬刺喉，难以下咽，但我们照样吃。在困难时期，同学们发扬互助友爱精神，女同学们把自己的粮票拿出来支援男同学。就这样，我们齐心协力度过了这三年艰苦的岁月。

（十二）毕业分配，到祖国最需要的地方去

1962年10月上旬，补课即将结束，转入毕业分配阶段，这意味着1956年级同学在校学习生活的结束，我们即将走上工作岗位，开始人生旅途的又一程。

在社会主义过渡时期，计划经济时代，高等院校实行计划招生、计划分配的制度，亦即国家按照各个高等院校的教育资源、培养能力和社会对各类专业技术人才的实际需要，实行国家统一招生、统一分配。

10月中旬，学校下达并公布1956年级毕业分配方案。从分配到的地区看，包括新疆、宁夏、青海、甘肃、陕西、黑龙江、吉林、辽宁、内蒙古、河北、河南、山西覆盖"三北"地区的各省、自治区以及北京、天津两个直辖市。从分到的单位和机构看，既有中央部委如煤炭部，中华人民共和国铁道部，石油化工部，第二、四机械工业部等的下属单位，也有各省、自治区、直辖市的下属单位。中国人民解放军总后勤部要了五个名额，这五名同学被分配到解放军总医院和第一、第二、第七军医大学。同学们所从事的工作，多数是医疗，其次是教育、科研，极少数搞行政管理。

这个方案，从分配地区和单位来说，可谓是高度分散。但从最后落实的情况看，也可以说有相对集中的一面。所谓相对集中，是指留在北京地区的毕业生数量是最多的，其中留校任教的15人，分配到北京中医医院15人，北京西城护国寺中医门诊部5人，酒仙桥医院1人，再加上解放军总医院中医科2人，合计38人，占毕业生总数的2/5。留校毕业生数量多，是因为学院师资缺编，特别是缺年轻老师，急需补充壮大。北京中医医院、护国寺中医门诊部和酒仙桥医院，都是我们的实习点，出于事业发展对人才的需要和对第一届中医大学生在实习期间的全面了解，它们都积极争取，希望多分配给它们一些毕业生。

方案下达后，院主管领导专门开会作思想动员，并让每个毕业生自己填报志愿。每人可按先后顺序填报5个志愿。同时学校还通过年级主任（专职政工管理干部）详细了解，并通知毕业生，凡同学之间已经确定配偶关系，但尚未登记结婚的，应如实报告给学校，以便能让结为夫妻的同学分配在一起，不至于造成两地分居。

毕业分配对每个毕业生都是一次严峻的考验。受过多种革命锻炼和考验的北京中医学院第一届也是中国历史上首届中医大学毕业生，尽管每个人的

情况各不相同，理想抱负也不一样，但他们在这个考验面前采取的态度是一致的，那就是服从分配，一切听从党的安排。不少同学纷纷写大字报贴在宿舍的走廊上，表示服从分配的决心，以到边疆去、到祖国最需要的地方为宗旨去填报自己的志愿。由于每个同学都是经过认真思考，甚至激烈的思想斗争之后才填报的志愿，或者说每个毕业生都做好了去边疆，下厂矿、到最艰苦的地方去的思想准备，所以具体方案一公布，我们便很快打好行囊，告别老师、学友和母校，奔向工作岗位，迈上人生的又一个新里程。

四、我们的感悟和留给后学的启示

北京中医药大学 1956 级同学，经历了学习时期的艰难困苦，学习受到了一些影响，但是艰难困苦锻炼了我们的意志；广泛接触工农兵，使我们更加热爱人民，确立了为人民服务的行医亲旨；多次上山下乡、赴灾区抢救生命，提高了我们的临床实践能力。

结合走过的路和亲身体会，对于培养中医药高级人才，我们提出以下建议。

（一）课程安排，以中医为主，先中后西，西为中用

高等中医院校是培养高级中医人才的地方，必须认清自己姓"中"，并且不是一般的"中"。在课程安排上、时间分配上必须坚持以中医为主、先中后西、西为中用的原则。因为中西医是两种不同的医学体系，对人体和疾病认识不同，处理原则不同。两种医学体系，同时让一个初入医学殿堂的青年去学习和接受，是不可能的事情。结果只能是记下一种，忘掉另一种，或者两样都稀里糊涂。所以，我们认为，中医院校必须坚持以中医为主、先中后西、西为中用的原则。

学好中医经典著作是对中医院校学生的基本要求，也是基本功。但是经典著作文意深奥，对一个高中毕业生来讲，必须先学习些中医基础理论，对阴阳五行、四诊八纲等有基本了解之后，再学习中医经典。对中医经典著作的学习，要贯彻始终，这一点千万不能动摇。

（二）早临床，多临床，在实践中学习理解中医理论

中医药学是一门实践性很强的学科，其理论形成于 2000 多年前，到目前为止，我们还不能建立自己的实验室，阴阳五行、虚实寒热只能在患者身上看见。所以，我们建议从第一学年开始，就安排学生见习，学到一定时间，安排较长时间的实习，让学生在实践中看到中医的疗效，理解中医的理论知识，让中医药在他们心里扎根。否则，学了几年，中医药是否有疗效在他们脑子里还是个大问号，只看到输液打针、手术的效果，这能算一个真正的高级中医人才吗？国家兴办中医教育的目的，绝不是培养这样的人才。

（三）高度重视，精心安排实习

对于中医院校的学生来说，实习的重要性不亚于课堂教学，而带教老师有可能影响学生一生的发展，因此绝不可小视。1956 级同学，因为是首届，经历了学校初创时期的艰难困苦，教学硬件比不上以后的任何一届，但是软件并不弱，尤其是授课和带教老师，都是高水平的，有多年的临床和教学经验。古人说"名师出高徒"，此言非虚。

学生的实习，除了在本校的附属医院外，还可向外部求援，建立稳定的临床教学基地，借鉴师承教育经验，并配备名师带教，给予个别指导，放羊式带教带不出高水平的学生来。

（四）学习科研知识和方法

让学生在学习后期参加一些科研活动，学习科研设计和基本的科研方法。虽然目前的医学研究是以还原论思想为指导，不太适合中医的研究要求，但是一般的科研常识和方法，学生们应该懂一些。同时应当引导师生继承创新，研究、制订一些符合中医思维的新的研究思路和方法。

（五）学好一门外语

古文要学好，这是学习中医的基础。在中学阶段，就应当打好基础。在大学阶段，再加强学习一段医古文，这是必要的。

随着中外交流增多，不懂外语，尤其英语，则很难与人交流。我们说加强外语学习，并不排斥加强医古文的学习。一个合格的高级中医药人才，不但中医药知识与技能要好，而且医古文和外语基础也要好，在国内能讲课，

会看病，在国外也能如此。如杨维益、吴伯平等同学，由于医学水平高、外语水平高，他们为弘扬中医药事业，促进中医药走向世界，做了许多工作，贡献良多。

五、今日之 1956 级同仁

1956 年级同学是北京中医药大学首届毕业生，也是国家培养的第一届中医药大学生。1956 年 9 月 3 日开学，1962 年 10 月毕业。毕业后肩负母校和老师的嘱托和希望，走向祖国大江南北，长城内外，从事中医药医、教、研各项事业。

1956 年进校时，全年级学生 123 人。6 年间因病、因事休、退、转学共 23 人，毕业时仅有 100 人。现在绝大多数具有教授、主任医师、研究员等高级专业技术职称。这 100 人中，没有一人改行，全部是"铁杆"中医。他们当中，有人担任过中国中医科学院院长，国家中医药管理局司长，省市卫生厅局的厅局长、处长，有人担任过高等中医药院校的院校长、系主任、处长、教研室主任，有人担任过各级中医药学会、针灸学会的负责人，有人担任过全国及省市人大代表、政协委员、民主党派负责人。这些同学为发展中医药事业和国家建设，献计献策，发挥着重要作用。

他们当中有中国工程院院士，有博士生导师，有国家名老中医术经验继承指导老师，有老一辈学术继承人和传承者，有国际或全国性学术带头人，有多种新药的发明者，有多种中医药专著的编写者。他们当中还有中医脑病专家、呼吸病专家、肿瘤专家、肝病专家、皮肤科专家、艾滋病专家、眼科专家、骨伤科专家、针灸专家、中药和养生保健专家、儿科专家、肛肠专家。他们看过的患者遍布全国及世界各地，范围之大，影响之远，都是空前的。

石国璧、傅士垣

师友纪念篇

133

回望中医篇

在全国中医和中西医结合工作会议
西北组上的发言

崔月犁副部长代表卫生部党组向大会所做的报告，很全面，概括了全国的情况，也符合我们甘肃省的实际。这次会议是全国中医和中西医结合工作者盼望已久的，当前也确实有许多问题急需解决。许多同志问，中医事业要不要发展，怎样发展？中西医结合工作要不要坚持？中医教育工作又如何搞法？许多问题，迫切地需要从理论上、政策上加以证明。听了崔月犁同志的报告，我比较放心了。卫生部党组对中医工作的政策明确了，我拥护这个报告，并提出以下几点建议。

第一，加强党对中医和中西医结合工作的领导。各级卫生行政部门都应当配备中医领导干部，使我们卫生领导部门中，从中央到地方，都要有能为中医讲话的人，中医有了意见可以有地方去反映。

第二，要加强基础理论的研究。《报告》中提出，从临床着手，一个病一个病地进行总结，这是必要的；但是，回顾30年来，中西医结合研究工作的经验、教训，我认为有以下两点教训应当引起注意。

一是基础研究工作未跟上，基础理论研究不突破，中西结合工作的步伐是加快不了的。

二是中医学术本身没有多大发展。追溯中医发展历程，春秋战国时期，《黄帝内经》奠定了中医学的理论基础；东汉时期，《伤寒论》《金匮要略》提出了"辨证论治"，为临床医学作出了重要贡献；金元时期，学术上百家争鸣，出现了许多学派；明清以来温病学派兴起。近代，中医学术本身也是有发展的，可是我们在这方面没有给予注意，没有大力倡导。要十分注意并重视中医学术本身的发展，这对提高和发展中医队伍，是有指导意义的。

第三，中西医结合工作需要有经验的西医参加。我省搞了几期"西学中"班，学习两年以上的400多人，学习一年以上不到二年的800多人，学习半年以上不到一年的4000多人。一个省，有几千人西学中，可是像样的成果并不多，这是什么原因呢？主要是缺乏学术领头人。天津、上海搞出的一些中西医结合成果，给我们很大的启发，一定要有热爱中西医结合事业、比较有经验、有权威的西医参加，加强学术领导，下决心搞，就能出成果。这样的人，不要多，全国若有四五十名，就能大大加快中西医结合的步伐。

中西医结合工作，也应当瞄准基础方面，重点突破。

第四，要提倡中医师带徒。中华人民共和国成立后，中医队伍还有50多万人，一个中医带一个徒弟，几年之内，就可以带出50万人；以后，由于我们有了中医院（校），忽略了师带徒培养的途径，全国二十几所中医院（校），20年才培养5000多人，形成中医减员多，增加少，加重了后继乏人的局面，因此应当慎重研究中医师带徒的问题。

第五，改进中药的产、供、销。现在，下边主要供应的是生药，没有加工炮制，影响疗效，浪费药材。甘肃产的枸杞子、党参积压卖不出去。中药人员后继乏人更严重，亟待解决。

第六，增加中医和中西医结合工作的经费。各项事业都有户头，就是中医事业没有户头，中医机构是"破庙、烂庙、小庙"多。在财政体制改革的情况下，部里能否提出一个中医事业费用的比例，或者能否再给争取点资金，给以资助扶持。

1980 年

回望中医篇

在甘肃省中医和中西医结合工作座谈会上的讲话

同志们：

这次中医和中西医结合工作座谈会已经开了五天了，我们传达学习了全国中医和中西医结合工作座谈会议精神，研究讨论了如何结合实际，发挥优势，进一步把全省的中医和中西医结合工作做好的问题，大家提了很好的意见，这对丰富我们的理性认识，完善我们的工作，都有很好的作用。现在，我把局里根据全国会议精神，讨论提出的贯彻会议的一些初步打算，和大家提出的意见，综合起来讲一讲。一方面提供同志们进一步研究考虑，一方面作为全省中医和中西医结合工作的安排意见，供同志们参考。

首先，简略地讲一讲中华人民共和国成立以来全省中医和中西医结合事业的概况。

中华人民共和国成立以来，我省在贯彻党的中医政策，发展中医和中西医结合事业方面做了不少工作，取得了一定成绩。中华人民共和国成立初期，我们从抢救中医药事业着手，号召全省中医药人员走组织起来的道路，逐步发展中医药事业。到 1952 年底，散在全省城乡民间的 1158 中医中已有 34 人参加到国家医疗机构，135 人组织起联合诊所。特别是进入五年计划建设以后，经过对当时由于种种原因，以及学术上的偏见而出现的某些轻视、歧视、排斥中医，甚至限制、取消中医的错误思想倾向的批判，纠正了歧视、排斥、限制、改造中医的错误做法，使党的中医政策得到了贯彻，中医事业走上了健康发展的道路。在抓中医进修教育，号召中医师带徒的同时，不少中医开始走进了医院，全省各地特别是农村组织起了以中医为主的学术组织，开展了定期的学术活动，中医药事业有了新的转折。1954 年前后，相继办起了甘肃省中医门诊部，进而发展成中医院。各地综合医院都开设了中医门诊，有的还设置了中医病床。甘肃省中医进修学校，通过充实加强，改建为中医学校，开始了中医的系统教育。同时，各地普遍采取师带徒的传统方式，培养了一批中医药人员。在党的中医政策的号召下，出现了全省性的学针灸、学中医的热潮，基本普及了针灸疗法。1958 年，中央批转卫生部党组《关于组织西医离职学习中医班总结报告》后，坚持举办了二年制西医离职学习中医班，各地、县还办了一些半年和短期的西医学习中医班，培养了一批中西医结合的技术骨干，初步出现了一支中西医结合的新生力量；开展了中西医结合治疗常见病、多发病的临床实践和研究工作；采取配助手、整理医案、学术讲座等多种方法，继承、学习、整理、推广了老中医药人员的学术经验，编写出版了中医验方汇编、中医药手册和医案等医药书籍，增强了中医和西学中人员学习、发掘整理、提高中医药学的积极性，甘肃的中医药事业得到了发展、壮大和提高。

但是，由于历史原因，甘肃的中医药事业受到了严重破坏。全省原有的五所中医院，撤并了四所。甘肃省中医院虽然幸存，但在培养中医药人员尤其师带徒方面，存在着安排不落实的情况，致使中医药队伍后继乏人。这些问题的产生，给中医工作造成了严重的后果。

1977 年以后，在党中央的正确领导下，将一批学有专长而使用不当的中医药人员也得到了合理的安排使用。1978 年 9 月，党中央〔1978〕56 号文件批转卫生部党组《关于认真贯彻党的中医政策解决中医队伍后继乏人的报告》后，甘肃省委于 1979 年 3 月以〔1979〕39 号文件批转了省卫生局党组《关于贯彻中共中央〔1978〕56 号文件的报告》。全省各地都比较认真地传达贯彻了中央〔1978〕56 号文件精神，并按省委〔1979〕39 号文件的具体要求进行了落实。

首先，加速了甘肃省中医学院建设速度，调整整顿了省中医学校，克服困难，挖掘潜力，尽量扩大招生人数。同时，庆阳卫校开办了中医班，甘南卫校试设了藏医班。其他卫校也都相应地加强了中医药课程的教学工作，为尽快解决中医药队伍后继乏人的问题做出了努力。

1979 年，在全省选招了 120 名老中医药人员的子女随父辈学医，并在集体所有制医疗单位和散在城乡民间的中医药人员中，选招了 200 名中医药人员，给我省中医药队伍增加了一批新生力量。

此外，我们还对 75% 以上的中医和 50% 的中药人员的业务技术状况进行了摸底调查，初步掌握了全省中医药人员的业务技术水平。现在，全省共

回望中医篇

有中（藏）医院三所，床位 300 多张；高中等中医院校二所，在校学生 520 多名，新医药学研究所一所，并正在筹建藏医药研究所；有中医 3993 名。中药人员 1618 名；西学中人员中，学习二年以上的 409 人，一年以上的 862 人。半年以上的 4361 人，总计 5632 人。尤其学习中医二年以上的中西医结合的高级医师已成为我们开展中西医结合骨干力量。总之，中医药队伍的成长壮大，有力地促进了中医药卫生事业的发展。

现在，令人可喜的是贯彻中央〔1978〕56 号文件以来，我们各级医疗卫生部门都做了许多工作，取得了一些成绩。目前，广大中医药人员和"西学中"人员的积极性已初步调动起来。他们对继承、发掘、整理、提高中医药学遗产和开展中西医结合，发展我国新医学，信心足了，干劲大了。同时，从 1979 年 10 月成立中华全国中医学会甘肃分会以来，召开了首次全省中医学术会议，不断地开展中医药学术活动，从而使我省中医和中西医结合工作，出现了一个新的局面。

同志们，三十年来，我省中医和中西医结合事业，由小到大，逐步发展，成绩是主要的，但也存在不少问题。现在，中医药队伍后继乏人的问题还比较严重；现有中医药人员的业务水平还普遍比较低。真正熟悉中医经典著作，精通中医理论，有丰富临床经验的老中医还很少；西学中队伍虽然有很大发展，但由于多种原因，能够学以致用，坚持搞中西医结合工作的科技骨干人员还很少；全省一所中医学院刚刚建立，师资缺乏，教学设备不全，教学医院还没有搞起来。中医学校几经搬迁，教学设备、图书、仪器损失不少。人员思想受到创伤，部分有丰富经验的老教师离开了学校，使教学工作受到了很大的影响；三所中、藏医医院中两所是近一两年建立的，设备差，技术力量薄弱；中药材的生产、供应和炮制质量，也还存在不少问题。这些问题的存在，有待于我们继续努力，以期随着四化建设的需要，尽快地把工作搞上去，使我省中医和中西医结合事业有一个新的较大发展。

其次，谈谈我们的一些初步体会。

回顾总结三十年来正反两方面的经验教训，我省在中医和中西医结合工作中，主要有以下几点初步体会。

（一）依靠党的领导，坚定不移地贯彻执行党的中医政策，是发展中医药事业的关键

三十年来的实践证明：依靠党的领导，坚定不移地贯彻执行党的中医政策，是发展中医药事业的关键。什么时候认真贯彻执行党的中医政策，中医药事业就发展，什么时候偏离或违背党的中医政策，中医药事业就受到损害。我省中医队伍的成长、发展，正是经历了这样一个过程。

中华人民共和国成立后，中医和中西医结合工作尽管有过一些曲折，一度出现过歧视和排斥中医的错误，后来在党中央的正确领导下得到了纠正，中医事业得到了发展。国家进入社会主义五年计划建设时期后，党中央先后为中医和中西医结合工作，制定了一系列方针、政策。这使我省的中医和中西医结合事业有了一个较大的发展。中医队伍迅速成长壮大。至 1965 年底，全省在国家和集体医疗卫生机构中工作的中医人员发展到 3758 人。另外，在农村保健站工作和个人开业的中医人员还有 2960 多人。

1967 至 1976 年，我省的中医药事业遭到严重的摧残，中医队伍也受到了严重的打击和损失。到 1976 年底，全省中医人员剩下 3651 人。在这期间，中医队伍不但没发展，反而比 1965 年减少了 107 人。事实告诉我们，要使人民的中医药事业不断发展，不断前进，必须坚持党的正确领导，必须坚定不移地贯彻执行党的中医政策。

（二）中西医结合的方针，是适合我国情况，符合医学发展规律的确方针

中医和西医虽然理论体系和治病方法各自不同，但它们都属于医学科学，他们研究和服务的对象都是同一的。因此，是应该结合的。自提出中西医结合方针以来，已经 20 多年了。

这些年来，我省在学习、推广中西医结合成果以及我们自己在临床上运用中西医结合方法防病治病方面，都取得了一定的成绩。我省在中西医结合治疗肛肠疾病、烧伤等方面做了许多工作，其中烧伤受到全国科学大会奖励。在坚持举办"西中班"，培养中西医结合骨干力量方面下了功夫，全省学习中医两年以上的西学中医生 400 多人，学习一年以上不到两年的 800 多人，学习半年以上不到一年的 4000 多人。

其中有些人学得很不错，但是像样的成果并不多。这是什么原因呢？需

要我们认真总结经验吸取教训。我们认为，首先是人员分散没有相对地集中使用力量，缺乏基地，没有必要的物质基础。第二是缺乏学术带头人。中西医结合治疗烧伤和肛肠疾病，所以能坚持下去，出些成果，主要是有了学术带头人，形成力量，长久不散。我们培养了不少"西学中"人员，多数是低年资大夫，没有业务领导权，回到科室搞不起来，仍然做了西医工作。一些坚持搞中西医结合的同志，又没有结合本专业去搞，没有扬其所长，甚至是就其所短，难出成果。这些教训，值得我们认真吸取。虽然我们不能马上搞起中西医结合的医院，但也相对地集中力量搞起一些中西医结合的科室，则是完全可能的。

（三）用现代科学技术手段来研究整理中医药学，才能更好地发掘中医药学宝库

中医药学对中华民族的繁衍昌盛做出了巨大的贡献。实践证明，中医药学确实是一个伟大的宝库。30年来，我们在继承、发掘、整理、提高祖国医药学方面做了不少工作。但进展比较缓慢。其中一个重要原因，就是我们没有运用现代科学技术（包括西医学科学技术）来研究、整理这份民族文化遗产。中医、中药发展到封建社会末期，由于封建统治阶级的闭关自守和帝国主义的侵略，后来再加上国民党政府的排斥摧残，阻碍了中医学同现代科学技术的结合，因而影响了中医学的进一步发展。我们对中医药学在历史上遭受到的这些挫折以及这些挫折对她后来的发展所带来的影响的严重性认识不足。因此，我们强调了学习、运用中医药学防病治病的一面，而忽视了提倡、组织医务人员用现代科学技术手段来研究整理中医药学的一面，许多老中医有丰富的临床经验，能够治好不少疑难病症。但他们基本上还是依靠"三个指头，一个枕头"诊断疾病，缺少发展与提高的物质技术条件。今后，我们应该设法给中医中药事业的发展与提高创造良好的物质技术条件，组织力量，用现代科学技术手段进行研究整理，尤其要加强中医理论的研究工作。使中医学能够尽快同现代科学技术结合起来，有一个飞跃的发展。

（四）办中医事业，必须坚持两条腿走路的方针

中华人民共和国成立后，我们吸纳了大量的中医药人员，参加国家办的医疗卫生单位，这在提高中医政治地位、加强中西医互相学习、提高医疗质量等方面，都起了很大的作用，是完全必要的。但是广大城乡的中医联合诊

所星罗棋布，将其统统收归到县医院和卫生所，效果并不好。取消中医师带徒，只靠中医院校培养，远远满足不了人民的需要，也是不符合我国现在经济基础的。20世纪50年代初，几乎每县都有几个甚至十几个中医联合诊所，以后我们统一收归县医院或卫生所，而我们国家办的中医院到1965年，全省只有5所，"文革"期间，被解散4所，只剩一所省中医院。1965年底，全省在国家和集体医疗卫生机构中工作的中医人员3758人，在农村保健站工作和私人开业的中医2960多人，共6700多人，他们绝大多数是师带徒培养出来的，若靠一所中医学校培养，至少也得60年。1956年统计全省老中医药人员带徒弟3100多名，就等于八九所中医学校，而且国家没有多少投资。所以，若单靠国家中医院校培养中医药人才，实际人员只能随着自然减员逐年减少，若单靠国家兴办中医事业机构，短期内要有大发展，只能是一句空话。因此，要大力发展中医药事业，必须解放思想，坚持两条腿走路的方针，大力发展集体的中医药事业，提倡中医师带徒培养人才。

第三，今后的工作任务

全国中医和中西医结合工作会议，是今年全国卫生战线一次重要的会议。会议报告已经党中央和国务院批准，由卫生部正式下发。我们要高度重视，认真贯彻执行。会议报告和产生的文件，对今后一个时期的中医和中西医结合工作，做了全面的部署，明确了方针、政策，提出了具体任务。现在根据中央八字方针和我省的具体情况，根据需要和可能、扬长避短的原则吸取了同志们在讨论中提出的意见，对今后的中医和中西医结合工作讲些意见，供同志们参考。

（一）认真贯彻落实发展中医和中西医结合工作的指导方针及政策

这次会议确定，当前发展中医和中西医结合工作的指导方针是：中医、西医和中西医结合这三支力量都要大力发展，长期并存，团结依靠这三支力量，推进医学科学现代化，发展具有我国特点的新医药学，为保护人民健康，建设现代化的社会主义强国而奋斗。

1. 根据我国实际情况出发，提出指导方针

（1）我国有中医中药这个伟大宝库，有它独特的理论体系和丰富的实践经验；有几千年积累下来的比较完整的医学文献资料；有大量的中医中药人才；有取之不尽，用之不竭的药物资源。

（2）中西医结合是我国的一个独创。我们搞中国式的医药卫生现代化，就要努力发扬我们有中医中药和实行中西医结合的这个特点，逐步发展形成我国的新医药学。

（3）我国人口多，底子薄，疾病较多，特别是农村有些地方仍然缺医少药。

（4）我们现阶段的总任务是搞社会主义现代化。要把各项医药卫生工作搞得快一些、好一些，中医、西医、中西医结合这三支力量就必须更好地团结合作，为四化建设服务。

在明确上述指导方针的同时，为了把中医和中西医结合工作搞上去，还必须进一步重申和明确党的中医政策。

2. 基本要点

（1）努力继承、发掘、整理、提高中国医药学。

（2）团结和依靠中医，发展和提高中医；组织西医学习和研究中医，实行中西医结合。

（3）争取先进科学技术实现中医现代化。

（4）有计划按比例地发展中医和中西医结合事业，并为其发展与提高创造良好的物质条件。

（5）保护和利用中药资源，发展中药事业。

继承和发展中医药事业是一个紧迫的问题。这主要是由于中医后继乏人的情况严重；对许多有经验、有成就的老中医的经验，有一个继承和抢救的问题；中医中药也要现代化，需要大力提高中医药水平；大量散在民间的单方、验方，有待进一步发掘、整理和研究；当前发展中医药的物质条件较差，需要加以改善。因此，高度重视继承和发展中医药事业，是当前卫生工作上的一个重要政策，是一项当务之急。尤其在甘肃，人民生活比较困难，有些地方缺医少药，大力发展中医药事业，更有特殊的意义。各级医疗卫生部门的领导同志，首先自己要认真学习、深刻领会、充分认识这个指导方针和党的中医政策对今后发展我国新医药学的重要性。同时，要向广大医药卫生人员传达贯彻，组织他们学习讨论。联系各地和各单位实际情况，研究提出贯彻意见，拟定具体落实措施，使我省的中医、西医和中西医结合事业取得新成绩，获得新发展。

（二）大力发展中医药事业

（1）培养政治过硬、专业扎实的高水平的中医药人才，是发展中医和中西医结合事业的基础。中医学院（校）是培养中医药人才的重要基地。

今后，要认真办好甘肃中医学院和省中医学校。中医学院应该加快建设速度，解决好学生的实习问题。要大力加强师资队伍的建设，力争在1985年以内，使各个学科都能培养一定数量的骨干教师，担任教学工作。

要积极创造条件、挖掘潜力、克服困难，尽量争取多招学生，多培养人才。1985年前，在校学生要发展到500~600人。中医学院（校）要认真执行国家制定的教学大纲，保证学员真正学好中医课程，要将大部分时间用于中医理论学习和临床实习，同时也要学习一些西医学和现代科学知识。要学习外地先进教学经验，为中医药教学提供现代化技术条件，不断改进教学方法增添教学设备，努力提高教学质量和学术水平。

为了解决中医队伍后继乏人，加速培养中医人才，各地区尤其是天水、平凉、定西、武威、张掖地区可以考虑在今后一二年内做好准备工作，举办中医学员班（即中医学徒班），招收高中毕业生，学制5年，集中上课学理论，分散跟师学经验。但必须纳入国家计划，统一招生，统一教学计划，统一管理，统一考核，统一职称待遇。招收学员（学徒）时，在同等条件下可优先照顾老中医子女。

提高在职中医药人员的业务技术水平，是培养建设中医药队伍的一个重要方面。要采取进修、温课、函授、学术讲座等多种方式，不断培养提高在职中医药人员的业务水平。甘肃中医学院定于今年9月开办一个40学员的中医进修班，学习时间一年，以后争取继续办下去。望各地（市）卫生局和各有关单位能够积极协助和支持他们办好这个班。省中医学校有多年的中医药教学经验，为了提高在职中医药人员的业务水平，要举办全省中医函授班，使县、社级的中医药人员，能够分期分批地参加学习。各地区卫生局都要考虑举办一年左右的中医进修班。暂时无条件的地区，要积极创造条件，把在职中医药人员的学习提高工作抓起来。尤其要注意培养一批高水平的中医药人员，是我们解决后继乏人问题的一个重要方面，千万不可等闲视之。

各西医药院校的中医药教学工作，要继续坚持进行。按规定教授中医的课时比例不要轻易变动，更不能大量削减或停授中医课。甘南藏族自治州卫校开办的藏医班，要注意总结经验，不断改进教学方法。争取为继承和发展藏医藏药事业多培养一些政治过硬、专业扎实的人才。庆阳地区卫校去年开办的中医班，教学工作认真，学习风气良好，今后要进一步提高教学质量，继续坚持办下去。按照省委〔1979〕39号文件要求，重点卫校要增设中医班和中药班。因此，各有关卫校要认真做好筹备工作，尽快把中医或中药班办起来。

做好中医药人员的定职晋升工作，是贯彻落实党的中医政策和知识分子政策，调动广大中医药人员积极性的一项重要的工作。各地、县卫生行政部门和各医疗卫生单位，要按照卫生部颁发的《卫生技术人员职称及晋升条例》和《关于中医药人员定职晋升若干问题的补充规定（试行）》以及有关文件的具体要求，处理好历史遗留问题，做好中医药人员的定职晋升工作。并要建立健全业务考核制度，以促进中医药人员刻苦钻研业务技术，不断提高业务水平。

（2）要认真继承和发展中医（含藏、蒙医）学术理论。抓紧总结继承老中医的学术经验，是一项刻不容缓的任务。全省学术水平较高的老中医有230多名。他们一般年迈体弱，健康状况欠佳。因此，需要尽快把他们的学术经验继承下来。各地、县卫生局都要重视这一工作，要抓紧配备水平较高的青壮年中医和西学中医师作为他们的助手，逐个落实，把他们的学术经验和独到专长继承下来。今年至迟明年上半年要给业务技术好的和较好的老中医（包括民族医）配齐助手。

对有专业特长的老中药人员，也要配备助手或徒弟。在配备助手或徒弟时，允许老中医药人员自己选择，组织上审查批准，要订出计划或师徒协议，卫生行政部门和各有关单位领导，要定期检查学习、继承情况。对有写作能力的老中医，要给他们安排一定时间，鼓励和协助他们著书立说，撰写论文。同时，还要组织力量，搜集、整理已故名老中医的遗著和学术资料。在整理老中医的医案、医话时，要力求做到使别人能够重复，特别是要把一些独特专长和理论性、规律性的东西总结继承下来，使之不至于失传。

对有一技之长的人员的医疗技术和民间确有疗效的单方、验方、秘方，我们要制定相应的政策和措施，鼓励有关人员贡献出来，暂时不愿献出的，应加以保护，组织试用，免其失传。

藏、蒙等民族医药是中医药学的组成部分。甘南藏族自治州、天祝藏族自治县及肃北蒙古族自治县等有民族医药的地、县，要重视抓好民族医药的继承、发展和提高工作。要采取有效措施，培养民族医药人才，加强民族医药队伍的建设，使之后继有人。要认真总结继承名老民族医的学术经验，加强民族医药书籍的整理、语译、出版工作。开展民族医药学术交流。

中华中医药学会甘肃分会及其所属的针灸学会已于去年十月正式成立。未成立起中医学会的地区，要在今年内成立起来。同时，今年要把省中西医结合研究会筹备组成立起来。大家要积极开展学术活动、交流学术经验、活跃学术空气，并注意学习兄弟省、市的先进经验，吸取国外现代科学技术中对我们有用的东西，以便用现代科学技术知识发展、提高中医，积极推进中医现代化。

为了更好地学习、研究中医学术理论，我们要热情鼓励和支持对中医学有研究并有编写能力的中医、西学中人员，整理、校勘、语译和翻印古典的及近代的医书，编写中医科普读物，或请他们搞些选题编集、创作等。要争取多出版一些中医药方面的好书，以适应人民和广大医药卫生人员的需要。

（3）要加强中医药机构的整顿和建设。我们要贯彻八字方针，坚持普遍整顿、全面提高、重点建设的原则，认真抓好我省中医药机构的整顿和建设。

省新医药学研究所，要加快建设速度，以实际情况出发，在基本建设、仪器添置、技术力量配备以及病床开设等方面，要为开展中医药学的研究，做好建设工作。同时，要充分利用现有基础，集中使用人力、物力、财力，把工作搞上去，争取早出成果。并逐步发展成为我省中医药学的研究中心。

中医医院的整顿和建设是发展中医药事业中的一项非常重要的工作。根据中共中央〔1978〕56号文件精神，省委〔1979〕39号文件对省中医院的建设提出了具体的要求。首先要解决坚持以中医药为主的方向。中医科室要健全，尤其是中医的眼、喉等小科都要建立起来。缺乏的专业技术人才，要选择基础好、事业性强、有培养前途的业务人员，通过培训、进修等办法尽快培养起来。同时，应选调一些中医院校毕业生和一定数量的西学中高级医师，加强省中医院的技术力量。对现有人员，不适宜从事中医药工作的，要从事业出发，下决心予以调整。总之，在1985年以内，一定要把省中医院现有科室和新建各科室的技术骨干队伍加强、充实、建设起来，并要装备一些必要的医疗器械和先进的科学仪器，以便在临床实践中更好地继承、发扬、研究、提高中医药学。同时，要与中医学院、校进一步密切协作，承担中医药教学实习任务，共同搞好全省中医药的医、教、研工作。

地、县也要采取两条腿走路的方针，积极筹建全民所有制或集体所有制的中医院或中医门诊部。有条件的要尽快办起中医院，或先办起中医门诊部再逐步向中医院发展。暂时无条件的要积极创造条件，积蓄力量，争取在 1985 年前能够办起中医门诊部。1/3 卫生事业重点建设县，要把中医药事业纳入规划，一同建设。庆阳地区中医院，在现有中医药人员的基础上，根据需要应再加强、充实一些中医药技术骨干人员，按照技术力量情况，逐步增设中医科室。同时，要通过学术讲座、举办学习班、送出去进修等多种形式，大力普及、提高现有业务人员的中医药学术水平。要扩大中医药业务范围，加强管理，把医院办好。武威、天水等地区开办和筹办的中医门诊部，要进一步加强领导，配备技术力量，从各方面大力予以扶持，使其逐步发展壮大。

民族地区，要做好民族医药机构的整顿和建设工作。甘南藏族自治州要做好从集体所有制和散在城乡的藏、中医中，选招 100 名藏、中医药人员充实加强全民所有制藏、中医药卫生机构的工作；并要进一步加强充实夏河藏医院，以满足藏族人民防病治病的需要；州上开始筹建的藏医药研究所，争取能尽快建设起来。天祝藏医门诊部，要进一步提高医疗水平，做好防病治病工作。所有民族医药机构，都应在继承、发展本民族医药工作中，做出积极的贡献。

对于集体所有制的中医机构，要合理对待，从各方面积极给予扶植。要切实加强领导，帮助他们认真办好。

各级各类综合医院的中医和中西医结合工作，总的要求是，只能加强，不能削弱。综合医院要按规定将总床位数的 5%~10%，固定给中医科。要从各方面重视和支持中医科的工作。轻视或排挤中医科工作的思想和做法，都是不符合党的中医政策的，是错误的。各中医科应根据自己技术力量扬长避短，各有特点。不要办成医院的慢性病房或干部病房。

中医医院、藏医医院和各级各类综合医院中医科，都要认真贯彻执行《全国医院工作条例试行草案》和《关于中医医院工作若干问题的规定（试行）》，建立健全一套适合中医医院（科）特点的管理制度，提高管理水平，特别要坚持以中医中药为主的办院（科）方向。

（4）要搞好中药工作。我们要同药材部门配合，搞好中药的资源保护、种植、收购、加工、炮制、剂型改革、成品检验和科学研究等工作，提高质量，保证所需药材的供应。特别要加强我省道地药材的研究工作。不但要为本省人民防病治病服务，而且要为世界人民服务，争取出口创汇。

（三）加快中西医结合步伐

中西医结合是适合我国情况、符合医学科学发展规律的正确方针。中西医结合的过程，就是中西医在各自发展中互相渗透、互相吸收、取长补短、不断创新的过程。通过这种结合，必将发展成为具有我国特点的新医药学。

培养一批中西医结合高级医师，集中使用，是搞好中西医结合的重要措施。为了发挥我省现有中西医结合高级医师的骨干作用，各级卫生部门要对现有西学中人员的任用情况做一次调查。对有志于中西医结合事业的西学中人员尤其是中西医结合高级医师，任用不当的，要进行调整。根据各自的专业特长，把他们相对地集中到省、地、县各级医、教、研单位，给他们创造条件，提供方便，使他们团结协作，充分发挥自己的才干，为中西医结合做出贡献。同时，要继续组织西医学习研究中医，不断培养壮大中西医结合队伍。省新医药学研究所今后要继续办好二年制的高级西医离职学习中医班或中西医结合研究班，争取到 1985 年，再培养 100 名左右的中西医结合高级医师。各地区要继续举办一年以上的西中班，为本地区开展中西医结合工作培养骨干人员。要从政策上和物质条件上鼓励西医学习研究中医，在进行技术考核和晋升时，要充分考虑到他们具有两套本领，不能亏待。此外，还可通过学术交流、定期讲课等方式，在医疗业务人员中普及一些中医药基本知识，以利中西医人员互相协作，共同为中西医结合而努力。

为了加快中西医结合步伐，更好地集中任用中西医结合高级医师，要在省新医药学研究所集中一批西学中高级人才，并设病床，积极试办中西医结合医院，以便结合临床实践，搞好中西医结合研究工作。有条件的综合医院，都要开设中西医结合病房，也可以根据科室的技术专长，在有关科室内设置一定数量的中西医结合病床，以便于他们发挥优势，施展特长。各医院和医学院校，都要注意学习、推广中西医结合新成果，作中西医结合促进派。

做好中西医结合研究工作，是加快中西医结合步伐的关键。在广泛进行临床研究的同时，必须十分重视基础理论的研究，力求有所进展。对于针灸治疗菌痢的机制研究、真气运行法、中西结合防治大骨节病和中医药的研究，要给予大力支持，坚持进行下去。对科研成果，要实行"同行评议"，进行科学鉴定，奖励发明创造。

（四）有计划按比例地发展中医和中西医结合事业

社会主义的卫生事业，必须同经济建设相协调，有计划按比例地发展。中医和中西医结合事业要得到发展，必须在整个卫生事业中保持一个适当的比例。根据我省实际情况，在贯彻调整国民经济八字方针，制定卫生事业长远规划时，要把调整比例关系作为一项重要的政策加以落实，要照顾到中医事业这个"短线"中的"短线"。

在人员培养方面，中医药专业在高等医药院校招生名额中的比例，1985年前力争达到 1/5；中等医药学校，要逐步达到 1/4。

在经费比例方面，为了充分体现中央关于高度重视中医事业的精神，1985 年内，每年我省用于中医药专业机构的事业费，要达到卫生事业费的 5%~15%（人员工资除外）；每年基本建设投资，要达到总基建投资的 10%~30%。中西医结合机构的事业费和基建投资，根据实际需要，也要积极地给予安排。

第四，加强党对中医和中西医结合工作的领导

为了更好地继承、发掘、整理、提高中医药学，加快中西医结合步伐，建议各级党委把中医和中西医结合工作列入经常的议事日程，掌握情况，研究解决问题，检查督促卫生部门贯彻执行党的中医政策和中西医结合方针。在实行新的财政管理体制以后，各级党委尤其要加强对中医和中西医结合工作的领导，要大力为中医和中西医结合事业创造发展与提高的物质条件。各地县卫生局要有人分管中医工作。各级卫生行政部门要经常向党委汇报情况，反映意见，提出建议，及时取得党委的支持和领导。同时要认真贯彻执行党的知识分子政策，充分调动广大医药卫生人员的积极性，团结一致，努力工作，共同为发展我国新医药学而奋斗。

1980 年

坚持辩证法的全面观点，
克服片面性和盲目性

对立统一规律是客观世界发展的规律，也是人们认识的规律。因此人们认识世界的方法也必须是辩证的方法，即按照对立统一规律，用分析矛盾的方法去认识世界。

任何事物内部都存在着矛盾。一个大的事物，在其发展过程中，包含着许多的矛盾。这些矛盾都具有多种特点和属性；具体事物是多样性的统一。人们认识事物就要看到它的各个矛盾和矛盾着的各个方面，它的多方面的特点、属性，这就是看问题的全面性观点。

中国十亿人口，八亿是农民。农村是个大头，是重点，要加强。但是不能讲重点就不要非重点，加强了农村就不要城市和工矿。重点和非重点是相对的，相互对立又统一。重点论是被两点论包含的，不能把重点论搞成一点论。强调一点不及其余，就是形而上学。城市和农村的卫生工作，有着相互矛盾相互依存的关系，犹如工业和农业的关系一样。把城市医院和研究机构大砍大撤，城市专科人员和研究人员派到农村，只看一般的病，不能从事研究，农村医务人员培养、提高没有基地，危重疑难患者无人研究和治疗。这样反倒损害了广大农民的利益，农村卫生事业也搞不好。我们应该树立全面观点，把今后的卫生工作做好。当然科研、教学人员到农村调查、访问，也是必要的。

兴办合作医疗、赤脚医生，本来是件好事，对解决农村缺医少药状况有好处。但是，我们在推广过程中，不看各地的经济基础、人员技术状况等具体条件，要求各地县限期完成，强调报免比例，搞"一刀切"，则是错误的了。全省情况千差万别，有的边远山区、少数民族地区，经济条件很差，文化落后，没有识字的人甚至连个会计都找不出，硬要他们找出几个赤脚医生很快办起合作医疗，怎么能办得到呢？

赤脚医生不脱离劳动，给群众治疗小伤小病，方便群众，有的赤脚医生刻苦钻研技术，努力给群众解决问题，个别的同志确实治好了一些大医院没有治好的病，这本来是个别的特殊事情，而我们把特殊看成一般，过度夸大赤脚医生的作用，甚至让赤脚医生到医院搞"进、管、改"。造成赤脚医生和医院医生的矛盾，把医院搞乱。现在我们拨乱反正，纠正错误，有些人连赤脚医生、合作医疗的名字都不敢要了。这是从一个极端跑到另一个极端。我们只能纠正错误的东西保留正确的，不能把正确和错误不加分析，一起反掉。现在把办合作医疗的决定权交给群众，办不办？如何办？由群众决定。我们提倡形式多样、灵活方便，保证群众有医有药就行了。

这些年来，我们工作中犯形而上学的错误很多，除上述两个例子外，还可以举出一些，如对待中西医结合问题、医院医护工结合问题、学校中的勤工俭学、教学改革问题等等。都在一个时期，从这个极端跑到另一个极端，不能全面地联系地发展地看问题和处理问题，教训是相当深刻的。

这些年，我们执行错误的东西，屡犯错误，应当吸取教训。

（1）马克思主义的认识论即唯物辩证法，在我们脑子里没有生根。思想方法上的绝对化，带来了工作方法上的"一刀切"，对事物不加全面地具体地分析，成了致命的要害。

（2）胸无全局，底数不实。这样就难免会犯主观主义和官僚主义的错误。

（3）"兼听则明，偏信则暗"。相同的意见谁也敢讲，容易听得到；不同的意见，常常由于领导不虚心，人家不敢讲，不容易听到。事物是很复杂的，要想得到比较全面正确的了解，那就必须听取各种不同的意见，经过周密的分析，把它集中起来。这些金玉良言当时没有引起重视，是思想方法片面性的表现，是犯错误的根苗。

（4）领导工作的全面性，要有必要的知识作保证。没有经济学的知识，不懂得经济发展规律，就不可能对经济工作有全面性的认识，就难以领导好。其他工作也是一样。

怎样使我们的认识更全面些，陈云同志早在1962年就提出"全面、比较、反复"六个字，要求我们要注意听取反对的意见、不同的意见，要进行多方面的比较，要反复考虑问题，然后决定问题。讲得非常实在和深刻。结合以往的错误教训，学习这篇讲话倍觉亲切。党的六中全会通过的《关于建国以来党的若干历史问题的决议》，是用全面的实事求是的观点分析问题的典范。我们要结合学习《决议》，总结以往的经验教训，坚持唯物辩证法的全面观点，克服片面性和盲目性，把我省的卫生事业办好，为人民做出更大的贡献。

1981 年

中医药学在我国卫生事业中所起的作用和应占的地位

　　中医药学在我国卫生事业中所起的作用和应占的地位，似乎不应成为问题，但是中华人民共和国成立以来，中医药事业几起几落，说明这个问题没有从根本上解决。中央提出要建设有中国特色的社会主义，我国卫生事业，也应建立符合我国国情、受广大人民欢迎的、有中国特色的社会主义卫生事业。因此，总结中华人民共和国成立以来中医药事业发展的经验教训，探讨中医药学在我国卫生事业中所起的作用和应占的地位，实属必要。作者不揣冒昧，提出个人一些看法，求教于卫生系统同道。

一、中医药学在历史上的作用

　　中医药学是我国人民长期和疾病做斗争的经验总结。在长期的发展中形成了独特的理论体系和丰富的经验。它对中华民族的繁衍昌盛起了重要的作用。中医药学和各民族的民族医药学，一直是中华民族和疾病做斗争的主要手段和方法。可以说，自从有了人类，就有了医药。随着生产的发展，社会的进步，医药学也得到了发展。我国是文明古国，历史悠久，也创造了伟大的医学宝库。殷商时代，甲骨文中已有许多医药方面的记载。从春秋战国到秦汉，是我国医药大发展的时期。《黄帝内经》《神农本草经》《伤寒杂病论》等著作问世，标志着中医药学发展到一个崭新的阶段。从理论到实践，形成了一个完整的体系。时间之早、理论和实践经验之丰富，是其他医学不可相比的。

　　我国早在西周时代已有医事受理制度，《周礼·天官》把医生分为四类：食医、疫医、疡医、兽医。同时还建立了一套医政组织和类似医疗考核制度。从《周礼·天官》医事制度的记载到隋唐时代的"太医署"、明清时代的"太医院"，都是以中医药作为治病手段和进行教学。

从唐朝"太医署"起，中国的医学教育，无论官办民办、学校教育还是师带徒，培养的医学人才都是中医药人员。

世界上第一部由国家颁发的药典——唐代的《新修本草》讲的是中医药。世界上最早的病历淳于意的"诊籍"，记载的是中医药治疗疾病。

中国的"炼丹术"是制药化学的鼻祖。李时珍的《本草纲目》，对药物学、植物学的研究贡献是世人公认的。

文明古国，产生了灿烂的文化遗产，也产生了医学宝库。数千年来，我国医学在内、外、妇、儿、正骨、针灸、推拿按摩、五官、口腔、气功、麻醉、传染病学、药物学等各个学科，都积累了极其丰富的经验，对世界医学的发展，做出了巨大的贡献。

在半殖民地半封建的旧中国，中医学受到严重摧残。1929年召开的第一次"中央卫生委员会议"上通过了余云岫等人提出的"废止旧医以扫除医事卫生之障碍案"，提案中说："旧医一日不除，民众思想一日不变，新医事业一日不能向上，卫生行政一日不能进展。"把中医看作眼中钉，企图消灭中医。这个反动提案通过后，立即引起了全国中医界的极大愤怒和反对。中医界在社会舆论和人民的支持下，愤起斗争。迫使反动派未能实施。中医药在人民的需要和支持下，依然存在，尤其在农村，中医药人员和人民血肉相连。但是中医学的发展，在近百年确实受到了严重的阻碍，遗留的思想余毒，难以一下消除。

二、中华人民共和国成立后中医药事业的发展

中华人民共和国成立后，与广大劳动人民血肉相连的中医药人员，政治上获得了解放。在党的卫生工作四大方针指导下，中医个体开业、联合诊所取得了合法地位。在党和政府的领导下，广大中医药人员活跃在防治疾病的第一线，成为卫生战线的主力军和骨干力量。如我省，1949年底全省有各类卫生技术人员1406人，西医师（士）仅有61人，绝大部分是中医。在与各种传染病的斗争中，在与细菌的斗争中，我们广大的中医药人员为人民立下了汗马功劳。就是以后的长时期内，广大农村的基层防治疾病，仍然主要靠中医药，现在城乡人民防治疾病仍然离不开中医药。

中华人民共和国成立后到"文革"前，我省先后成立了省市县中医院四

所，中医进修学校一所。省、地、县医院中都设立了中医科。分布在广大城乡的中医联合诊所、个体乡医，星罗棋布。中医人数最高发展到六千多人。中医事业有了一些发展。

"文革"时期，中医药事业受到严重的摧残，中医机构由四所撤并的仅剩下一所。仅有的一所中医学校也被改为地区卫校。许多老中医的医案、手稿，被付之一炬。这真是令人痛心。

自三中全会以来，贯彻中央〔1978〕56号文件，中医药事业又有了恢复和发展。大批冤假错案得到平反，被开除的中医药人员，多数恢复了工作。中医机构由1976年的3所发展到1983年的26所。中医人员由1976年3651人发展到1983年5943人，中药人员由1485人发展到2238人。尤其是贯彻衡阳会议精神以来，各地县发展中医药事业的积极性很高，积极筹办地县中医院。中医药事业又走上一个重新发展的新阶段。当然困难和问题还是不少的。

三、教训和建议

中华人民共和国成立后，在党中央重视、关怀下，制定了党的中医政策。中医药人员在政治上获得了解放，社会地位发生了根本改变。中医药事业得到了一定的发展，在全国建立了中医药医、教、研机构。这是以往任何时期都不能相比的。但是还应该看到，中医药事业发展的速度和规模，与广大人民的要求，与医药科学发展的要求，与建立具有中国特色的社会主义卫生事业的要求，与世界人民的期望，还有不小差距。总结经验教训，促使中医药事业更快地发展，适应四化建设的需要，也是我们要解决的问题。

（1）从全国卫生建设的指导思想上，要把发展中医药（包括民族医药）放到重要的地位。就是说从卫生建设的战略思想，要有转变。多年来这个问题没有从根本上解决。把中医放在从属的、次要的地位。我很拥护卫生部党组关于"三支力量，首先要抓紧发展中医药"的决定。这个决定是适合我国国情的，是广大人民群众拥护的。

①中医药是我国亿万人民和疾病斗争的经验总结，是我国人民创造的宝贵财富，它又服务于人民。土生土长，人民群众喜闻乐用。许多办法不但中医掌握，群众也掌握。正骨按摩过去在理发行业是师徒相传，

刮痧挑治、小儿推拿，许多老人就会。许多土、单、验方，就在群众之中。

②具有简、便、廉的优点。很多疗法，疗效好，花钱少，甚至不花钱也能治好一些病。中草药遍地皆有，随时可取。适合我国人民的经济状况。从宏观来讲，发展中医药可以以少量投资，取得大的效益。起到事半功倍的效益。

③办法多、疗效好。许多疾病，在诊断检查上，我们不如国外，但是疗效并不比国外差。有的同志听国外专家讲学，讲了很多讲到治疗时，仍然离不开激素加抗生素，感到不满足。而中医辨证论治可以开出很多方子。除内服药外，还有外敷、熏洗、针灸、按摩、推拿、刮痧、挑治等等。群众是最讲实际的，不管讲得如何，主要是看疗效。

④中医药是我国一大长处和特点。离开发展中医药，就谈不到建立具有中国特色的社会主义卫生事业。在我国农村应当建立以中医药为主体的医疗卫生网，在牧区，应当建立以民族医药为主体的医疗卫生网。

（2）坚决克服"独家办、一刀切"的错误做法。过去中医、草医大多数都是个体行医。中华人民共和国成立后，我们省组织了不少的联合诊所，遍布广大城乡。不要国家投资、不增加编制，群众看病随叫随到，十分方便。以后陆续解散合并到公社卫生院或县医院。据统计，我省1963年还有1691名中医从事联合诊所及个体开业，1966年剩下370人，到1972年就全部拆并散光了。假若把这些联合诊所保留下来，加以扶持，中医药事业的基础准会好得多。这个教训，我们要记取。坚持国家、集体、个人多种形式办医。当前要大力提倡集体办医、同时支持个体行医。

（3）对中医药学认识不清，轻视中医药的思想没有解决。发展西医，我们不反对，但是歧视排挤中医就是错误的。有些人把中医放在可有可无的地位，表现在中医药事业发展没有规划，经费没有保证。中央强调一下，抓一下，发展一点。不强调了又是老样，甚至下降。每遇调整、精简，中医药人员首当其冲。

根据卫生厅年报统计，试看一下中医药人员的增减情况。

表 3　中医药人员的增减情况

年份	卫生人员总数	中医数	中药人员数	中医所占比例 %	西医师士
1949 年	1406	1158	——	82	61
1953 年	5031	1628	——	32.4	814
1957 年	15092	4941	856	32.7	2573
1959 年	29311	6057	1506	20.7	4634
1966 年	24394	3665	1112	15	7933
1976 年	41515	3651	1485	8.8	16172
1981 年	53910	5409	2075	10.	20380
1983 年	56241	5943	2238	10.6	20387

　　从表 3 中可以看出，从 1949 年到 1953 年，恢复期三年中，中医增加 470 人，增加 40%（0.4）倍，西医增加 753 人，增加 12.3 倍。到第一个五年计划末的 1957 年，中医比 1953 年增加 3313 人，增加 2 倍，西医增加 1759 人，增长 2.2 倍。到 1966 年底，比 1957 年，中医下降了 1276 人，下降了 25.8%，而西医增加了 5360 人。增加 2.1 倍。1962 年精减人员时，卫生部门主要把中医药人员精减了。

　　1976 年与 1966 年相比，"文革"期间，中医不但没有增加，反而减少了。

　　1976 年若与 1957 年相比，20 年间中医不但没有增加，反而减少 1290 人。

　　三中全会以后，贯彻中共中央〔1978〕56 号文件，中医由 1976 年的 3651 人，增加到 5943 人，又增加了 2292 人，上升 62.78%。

　　中华人民共和国成立 30 多年，只有"一五"期间和三中全会以后中医是增加的。还有 1958~1959 年，也是增加的。在这期间，都是中央对中医工作有指示，批评了轻视中医药的错误，所以中医药事业发展，人员增加。但到 1960 年后调整时期，中医药人员又下降了，而且下降幅度较大。

　　（4）关于人才培养问题。中华人民共和国成立后，各地陆续成立了中医学校、中医进修学校，培养了不少人才。1956 年全国成立四所中医学院，1958 年后增加到 24 所。这在中医教育史上，是空前的。中医界皆大欢喜。以为就可以解决后继人才的培养问题。但是经过"文革"之后，突出感到后继乏人。当然出现这个问题，原因是多方面的，但是与我们在这个问题上认识的片面性有关系。

成立这么多的中医院校，固然是空前的进步，也确实培养了一批中医后继人才。但是我国现有的中医院校数量少、规模小，每年招生数量有限，远远解决不了实际需要和正常的离退休比例。所以必须两条腿走路。

除了院校培养之外，师带徒这一条腿不能废除。传统的师带徒方式，有优点也有缺点。优点是在老师的具体指导下中医基础打得扎实，老师口传心授，把老师的经验能较全面地接受下来。原来较有名望的老中医身边都有几名徒弟，三五年就能出师。若中华人民共和国成立初期全国中医以50万人计，1/5人带徒，每人带一名，就是10万。若让20多所中医学院培养，需要多少年？ 20多所中医学院"文革"前才培养了5000多人，这是多么大的差距。后继乏人，是难免的后果。这个问题还有不同看法有待研究。

（5）中医机构少、设备简陋。甘肃省中医院建院30年，至今才有250张床，相当一个西医区医院的规模。近年发展起来的县中医院，不但数量少，规模都很小。全省中医院22所，病床646张。机构占县以上医院总数的8.6%，病床占2.5%。不成比例，远远满足不了人民的需要，平均每12250人，才有一张中医床位。而且大多数医院设备都很简陋。

（6）回顾中华人民共和国成立30多年走过的道路，从中医药事业几起几落的曲折中，得出基本的教训是：

①各级卫生行政部门的领导，从思想上要确认中国医药学确是一个伟大的宝库，是我国卫生事业的一大优势，必须大力扶持，积极发展。尤其是国家卫生部的主要领导人认识是否明确，影响全国中医药事业的发展。

②卫生事业发展的战略方针要有所转变。坚决贯彻卫生部党组关于"三支力量，首先要抓紧发展中医"的决定。把发展中医药和建设具有中国特色的社会主义卫生事业联系起来。

③中医药事业发展要有规划，经费要有比例和保证。再不能会议上重视、口头上支持，或者中央强调一下，抓一下，过后又搞精减或拆并散。发展中医药事业，应当是卫生工作中一条长期的大政方针。不容忽视。要积极支持集体、个体办医。国家不能独办。

④卫生行政部门要有中医的成分，中医医、教、研机构，主要由中医担任领导，从组织上保证有关中医方针、政策的贯彻执行。

⑤培养中医药人才，要"两条腿"走路。师带徒不能废，要支持、总结提高。

⑥加强中医药的研究工作。尤其要组织多学科联合攻关。像钱学森同志所说，要像研究"两弹一星"那样，联合攻关。

1983 年

当好党政参谋，加速中医事业发展

继 1984 年辽宁、四川、甘肃召开了振兴中医大会之后，1985 年又有湖北、江西、天津、北京、江苏、上海等省市，也先后召开了振兴中医大会，或中医工作会议，把中医工作列入党和政府的议事日程，进行研究和规划，并采取措施，为发展中医事业，创造有利条件，这是 1985 年中医工作中一个明显的特点。也是中医事业形势大好的重要标志之一。

1984 年 10 月，甘肃省政府召开了，全省振兴中医大会，做出了《振兴中医事业的决定》，制定了《中医事业"七五"发展规划》，增加了中医专项补助经费，建立了"皇甫谧中医药奖励基金"和"发展中医基金"，给老中医药人员颁发了荣誉证书。会后各地、县都相继召开了振兴中医大会，研究制定了本地区发展中医事业的规划。把发展中医事业，纳入了地方建设规划。有的县把建设中医院作为领导任期内为本县人民办成几件大事之一来抓。许多地县领导同志主动找上门来，要求我们支持他们办好本地中医事业。有的是把建设县政府的钱，拿出建设县中医院。由于省、地、县各级党政领导的重视，使我省中医事业出现了欣欣向荣、迅速发展的大好局面。

甘肃省中医机构已由 1976 年的三所，发展成 1985 年底 52 所，中医药人员已由 1976 年的 5100 多人，发展到 9100 多人；中医病床由 200 张增加到 1100 多张（不含综合医院中医科病房）。由于发挥了各方面的积极性，出现了多形式、多渠道办中医院的好势头。归纳起来，大致有以下内容。

甘肃省和地县共同投资建中医院：甘肃省每年拿出 150 万和地县签订合同投资，每年建设 7~8 所县中医院，据统计，去年省地县用于中医院建设投资共约 750 万元。这是过去从未有过的事。

以地县为主建设中医院：去年临夏回族自治州投资 106 万元，用于建设州中医院和中草药研究所。

地方和公交部门共同建院：武威市中医院就是公交和卫生部门共同建立的。

集体投资建院：平凉市城关镇医院，中医骨科在群众中有威望，市政府批准建成平凉市中医骨伤科医院。现在求诊者日多，医院越办越好。

民主党派和社会团体集资办院：办起了几处中医门诊部，很受群众欢迎。

专业户投资办院：宏昌县沙湾乡有位专业户投资 3 万多元，聘请二位中医办起了农民医院，解决了附近农民就医问题。

中医个体开业，近年有了很大发展。星罗棋布，方便群众。

据统计去年省地县用于建设中医院的建设投资，约 700 万，这是过去从来没有过的。中医事业的发展，确实处于中华人民共和国成立以来最好的时期。许多老中医高兴地说："我们迎来了中医事业发展的又一个春天！"

这种局面来之不易，首先是党中央和各级党委的重视，政府各有关部门的支持，也是我们广大中医药人员共同努力的结果。我个人体会到，必须从以下几个方面努力。我们把中央领导同志的批示和上级有关指示精神，及时向省领导同志汇报，提建议做宣传，取得领导的支持。我省振兴中医大会就是省委、省政府采纳了我们的建议而召开的。

在工作中我们体会到党和政府对人民的生命健康是极为关切的，对中医药事业的发展是很关心的。关键是我们卫生行政部门，要切实端正业务指导思想，当好党政领导的参谋，加速中医事业的发展。

我省中医事业，近几年虽然有了较快发展，但是与兄弟省市相比、与党和人民的要求，还有很大的差距。我们将继续努力，争取在今后几年能有更大的发展。

题记：收录于《中国年鉴》（1986 年）。

开展多学科研究，为振兴中医事业做贡献

——在甘肃省多学科研究中医药研讨会上的发言

甘肃省多学科研究中医药研讨会，今天开幕了，这次会议是甘肃省卫生厅召开的我省第一次多学科研究中医药研讨会，北京中医学院杨维益教授应邀参加会议并向大会做学术报告，参加会议的还有省委宣传部、省政府办公厅、省计委、省科委、省科协、省广播电视厅、省医药总公司有关领导，中科院兰州分院及所属各研究所有关领导及专家，省文史研究馆、省博物馆有关领导及专家、兰州大学、西北师范学院、甘肃工业大学、兰州医学院、甘肃中医学院等大专院校领导及专家，省计算中心、省药检所、省中医院、省人民医院、兰州大学第一附属医院、第二附属医院、省新医药研究所、省皇甫谧针灸研究所、省中医学校等单位领导及专家，甘肃人民出版社、甘肃日报社、甘肃电视台、兰州晚报社等新闻出版单位的有关领导和记者共80多人，省卫生厅召开的会议有这么多教授、研究院、主任医师等高级技术人员参加，这还是第一次，说明大家对中医药事业的发展十分关心。

一、这次会议的目的

（1）动员大家共同研究中医药，努力发掘中医学宝库。

（2）发展横向联合，互通信息，交流学术经验。

（3）根据我省的基础和特点，研讨我省多学科研究中医药的规划设想。

我们希望广泛地听取各方面专家对多学科研究中医药的意见，为制定甘肃省中医药研究规划，出谋献策，找出正确的思路和方法，为振兴我省中医药事业做出贡献，为人民的健康事业做出贡献。

多学科研究中医药，早在我国先秦时期就有了萌芽，如我国现存的最早一部医学典籍《黄帝内经》的内容，就涉及哲学、数学、化学、天文学、气象学、物候学等20多门学科。二千多年来，中医药理论体系在其形成和发

回望中医篇

展过程中，始终在不断地吸收当时社会科学和自然科学的成就。

进入 20 世纪 50 年代以后，多学科研究中医药有了一定进展，但它的长足进步，主要还是在十一届三中全会以后取得的。现在党和政府高度重视，积极支持多学科对中医药进行研究，并将其列为国家"七五"科技研究攻关项目。从事研究人数之多，学科之多，部门之广，都是空前的。我们党和国家十分重视中医药事业的发展，重视中医药的继承、发展和研究工作。

1977 年以后，党中央发了中共中央〔1978〕56 号文件，提出解决中医后继乏人的问题，邓小平、彭真、徐向前等中央领导同志对中医工作进行了多次批示。

1985 年 6 月中央书记处听取卫生部党组汇报时指出，要把中医和西医摆在同等重要的地位、中医要发展，中医不能丢，同时指出要用现代科学技术方法对中医进行研究，要坚持中西医结合方针。

1986 年元月，国务院常务会议研究决定成立国家中医药管理局，7 月份正式批准成立，计划财务单列，这是卫生体制管理的重大改革，是中央发展中医药事业的重大决策。

二、我省中医科技研究工作的现状、问题及我们的看法

（一）我省中医药事业发展简况

我省中医药事业在省委，省政府和各级领导的关怀支持下，近几年来有较快的发展，尤其是在 1984 年振兴中医会后，发展较快。

（1）中医药机构：由 1976 年的 3 所，发展到 1986 年底的 58 所，其中医院 52 所、学校 2 所、研究所 4 所。

（2）人员：由 1976 年的 5100 多人，发展到 1986 年底的 9919 人，其中中医药师 1500 多人，平均 0.75/ 万人（即 0.075%，卫生部要求"七五"计划未达到 0.15%，我省还差一半）。

（3）床位：由 1976 年的 200 张，发展到 1986 年底的 1400 张（0.7 张 /万人）

（4）就诊人数：1976 年全年就诊 35 万人次，住院 2300 多人，1986 年底据 32 所医院不完整统计，达到 200 多万人次，住院患者 16000 多人次。

（二）关于中医药科研情况

自 1982 年起截至目前，我省中医药研究有厅列科技研究项目 53 项，国家中医药管理局科技研究项目 3 项。其中应用研究占 71%，基础研究占 26%，新技术开发研究占 3%，去年申报国家中医药管理局科技项目 4 项，青年中医科研项目 4 项。大家克服困难，在教学、医疗工作紧张的情况下，也做了一些研究工作，如针灸治疗细菌性痢疾临床及机制研究，针灸手法的研究，在第二届全国针灸针麻讨论会上及这次世界针联成立暨学术会上报告后，受到好评。还有其他已鉴定的项目，大家评价也不错。

机构建设也有发展，省新医所，针研所、省中医药研究所，天水市中医药研究所、甘南州藏医研究所、临夏州中草药研究所、兰医中草药研究所等，有专职研究人员 140 多名。

科研方面的横向联合得到加强，许多项目就是在多学科协作下取得成果的。

在中医药科技情况信息利用方面，成立了甘肃省中医药情报协作网，并定期编写了《甘肃中医药情报》，大家反映良好。

科研管理也得到了加强，举办了中医药科技研究方法和管理讲习班。

总的来说，在中医药科技方面，我们还处在起步阶段，有许多困难，主要是机构、人员少、经费不足，另外，在主观认识方面也有不少问题，主要有以下几点。

（1）认识模糊，不重视中医药科研，重西轻中；研究药物不研究中医理论。

（2）按西医的模式要求，管理中医，研究中医药。符合西医的就认为是正确的，不符合的就认为是错误的。正像国家领导人在一份调查报告上批示的：按西医的模式要求中医，长此下去，中医不但不能发扬光大，而且可能萎缩消亡。

（3）大协作不够，科学发展到今天，尤其中医的科研涉及面广，不是靠个人和医务界能解决的。

（4）缺乏一支训练有素的科研队伍。

（5）医药分家，药材品种混乱，以假乱真，加工粗糙，影响医疗和科研的结果。

（6）突出中医特色不够，药物研究多是单味药，对复方研究不够。有些研究项目在没有肯定疗效的前提下，就开始进行机制研究，或者协定处方式的"辨病分型"，一方一药，重复验证的临床研究思路，这在很大程度上背离了中医学辨证论治的基本原则。

（7）和其他学科联系不够，大协作差，总的来说，我省中医科技研究工作与中医事业发展的要求还有很大距离，两者很不适应。过去我们处于从属地位，各方面条件不好，影响了中医事业的发展，现在成立了国家中医药管理局，各种关系正在逐步理顺，我们应该在看到中医科技研究任务的艰巨和不足的同时，还应该面对世界性"中医热""针灸热"的挑战，有一种压力感，紧迫感和责任感。绝不能让中医学这份宝贵遗产在我们这一代手里丢掉，也不能让"墙内开花，墙外结束"的情况发生。

三、中医科技研究工作的展望

目前人们对人体科学还有很多问题至今没有认识清楚，分子生物学虽然取得了引人注目的成就，但还有很多问题没有完全解决，而最有中国特色的一种科学技术——中医学，最大限度地为科学技术发展和研究人体科学提供了新的选择、新的条件、新的概念及范围，在西医防病治病较弱的方面，突破的可能性就更大，并可能开创新的路子，新的前景和新的领域。

为了发展和繁荣中医学术，1986年12月卫生部、中华医学会和中华全国中医学会联合在成都召开了全国中医学术发展战略研讨会。就2000年中医学术的整体目标、理论研究、临床应用、人才开发和中药等5个方面的战略问题进行了研讨和论证；1987年4月国家科委在北京召集了100多位专家对中华人民共和国成立以来首次被列为国家重点科研项目的中医药学进行了全面规划和论证，在这次《2000年中医药学的继承和发展》规划论证会上提出的规划总方针是"医药并重、全面规划、系统研究、重点突破"。1987年8月国家中医药管理局科技司在哈尔滨召开了全国中医科研战略研讨咨询会，就中医科研工作做了历史回顾，对中医科研的思路和方法以及重大科研项目的选择进行了充分的讨论。

遵从党和国家对中医工作的指示，根据这几次全国性重大中医科技研讨会精神，结合中医科技研究的特殊性和我省地方特点与优势，我们初步研究讨论，认为我省今后开展中医科技研究工作主要有7个方面，这7个方面研究方向仅供同志们参考，今后我们将组织有关专家进一步论证。

（1）中医临床应用研究。临床是中医学赖以生存发展的阵地，疗效是中医学追求的重要目标。中医对许多常见病、疑难病、急性热病的治疗有一定的优势，今后我们应对一些疗效突出、影响较大的疾病如乙型肝炎、慢性萎缩性胃炎、肾病、脑血管意外和男性不育症等深入研究，及时总结、推广应用；对临床常见病、疑难病，要寻求有效的治疗方法和方药。在规划布局上，以治疗医学研究为主，协同保健医学研究和康复医学研究共同发展，同时有选择地开展急、危、重症的中医诊治研究。

（2）中医理论体系研究。在中医的独特理论体系中不少是具有重要意义的医学发展，如经络现象、生命全息现象等。因此，在保证我省针灸临床研究领先的前提下，进一步加强对针灸原理的深入系统研究，同时组织一定的科技力量开展对阴阳学说、运气学说和四诊客观化等有重点地、分阶段地研究。

（3）中医文献整理研究。对散失民间的中医文献通过各种渠道收集、复制回收；对著名中医经验和民间专长的整理，在肯定疗效的基础上，总结提高，推广应用；对已引起国内外广泛瞩目和极大兴趣的我省中医宝贵遗产，如敦煌医书，皇甫谧史料目前已开始着手研究整理，争取在"七五"后3年中取得成果，对武威汉简的研究整理有待于全面展开。

（4）中药研究。中医、中药关系十分密切，中药直接服务于患者，中药质量的优劣影响临床疗效，中医中药要同步振兴。我省应该充分利用以"参、芪、归、黄、草"五大宗中药材为首的中药资源的优势，重点对中药药性理论、剂型改革和标准化进行研究，其中中药药性理论研究主要是以复方药理研究为主，剂型改革是研制新剂型，尤其是复方新剂型，改变目前给药手段，使疾病在服药上简单、方便化、使中药制剂时代化、科学化。

（5）中医工作规范化、标准化研究。规范和标准是衡量事物的统一尺度，没有规范标准，就难以准确地衡量中医科技研究过程与结果，难以进行交流、推广和应用。标准化是事物发展进步的必然趋势，也是中医科技研究发展的客观需要。中医证型、病名、诊断、治法、方剂、中药材品种、疗效等国家中医局已组织进行研究，我们也将结合我省现有科技力量和水平，有重点地进行力所能及的研究工作。

（6）中医诊疗仪器研制。由于西方医学与现代科学技术的结合，创造了许多先进的医学检测和诊疗仪器，使得西方医学快速发展。目前许多仪器已用来研究中医，并已取得了成绩，这是中医现代化的重要途径，但是如何将

回望中医篇

中医理论方法和思路与现代科学技术有机结合，创造出适合于中医学特色和临床需要的诊疗仪器，它不是因袭、仿制，而是在中医学特有的思路指导下与现代科学技术相结合创造新型仪器，是当代中医学术发展中刻不容缓的重大课题。我省有些厂家研制的中医治疗仪器虽有不足之处，但已初具雏形，我们今后将与各学科科技工作者密切合作，共同开发。

（7）中医软科学研究。我们决定今后要经常组织科技人员研究中医历史，我省中医科技研究工作现状和存在问题，以把握今后发展方向，同时也要研究中医科技研究的模式和发展规律，预测未来中医的发展趋势，使我省中医科技研究工作重点突出，目标明确和确立战略思路。今天我们召开这个研讨会就是一次全省中医软科学研究会。

总之，中医科技研究工作是发展中医事业的关键，我省中医科技研究要在坚持中医理论，保持中医特色，发挥中医优势的基础上，结合本地区、本系统、本单位的具体情况，积极开展横向联系和大协作利用先进科学技术方法与手段，吸收，消化现代科学技术最新成就，走开放协作道路，以丰富和发展自己。

各位领导、代表和同志们，现代科学高度分化和综合，而以综合占主要地位的今天，中医学只有综合运用现代多学科理论，技术和方法，才能在新形势下发展提高。我省科技界是有作为的。中医学能在古代多学科的渗透与验证中形成和发展，也一定能在现代多学科的渗透与验证中继续发展。希望我省中医、中西医结合、西医和其他各学科科技工作者携手并肩共同奋斗，使岐黄故里的甘肃省中医科技研究工作得到飞速发展，使古老的中华文化再放光辉，为实现世界卫生组织提出的到"2000年人人享有保健"而做出应有的贡献。

1988 年

治理整顿　深化改革
促进中医药事业不断发展

　　正当举国上下欢庆中华人民共和国成立 40 周年的时候，《甘肃中医》经过两年试刊，在国内公开发行了。它是反映和汇集我省中医药、中西医结合理论研究与临床研究动态的园地；是活跃学术气氛、鼓励学术争鸣的广阔天地。它将为提高我省中医学术水平，发展中医事业做出贡献。

　　甘肃地处丝绸之路，历史悠久。西晋时，灵台皇甫谧著《针灸甲乙经》一书，对针灸学的发展有巨大的影响。由于历史的原因，在相当长的时期，我省医药文化的发展受到了阻碍。中华人民共和国成立后，在党的中医政策指导下，我省的中医事业有了较大的发展。尤其是党的十一届三中全会以后，由于提高了对中医药事业的认识，从经费等方面给予支持，从而使中医事业得到了更好地恢复和发展。

　　近年来，我省中医事业有了新的发展。全省中医药人员由 1978 年的 5100 多人发展到 11470 人，中医药机构由 1978 年的 5 所发展到 1988 年的 70 所。学术方面，对针灸、肛肠等学科的治疗与研究在国内有一定的影响，在敦煌医学、皇甫谧史料的研究方面做了大量的工作，肾病、乙肝、胃病的中西医结合临床研究也取得很大进展。但是，从我省中医事业整体规模和人才素质上看还处于较低水平，远不能满足人民的需求。因此，我们必须认真抓好中医机构的内涵建设和中医学术工作，使我省中医药事业得以稳步、健康地向前发展。

　　中医学历经数千年不衰，在世界医学之林闪耀着灿烂的光辉，它独具特色理论的科学性和良好的医疗效果，越来越为世界所瞩目。中医事业的发展振兴，其关键在于学术水平的不断提高。学术水平是中医事业的生命所在，关系到中医事业的存亡兴衰。因此，要把发展中医学术、提高学术水平作为一项根本任务来抓。

　　《甘肃中医》应该立足本省，面向全国，立足中国，放眼世界。把发展和提高中医学术水平作为办刊的一项根本任务。《甘肃中医》必须贯彻党的基本路线和"双百方针"。坚持实事求是，公正平允，严肃认真的工作作风，坚持继承和发扬祖国医药的传统特色；坚持多学科研究中医药以促进中医现代化的方针，把本刊办成有地方中医特色的刊物。

《甘肃中医》还是一颗幼苗，办好它是一件不容易的事。希望编委、编辑们无私奉献，努力工作。热诚地希望广大读者、作者和医务工作者爱护它、支持它。也期望得到各级卫生行政部门的有效支持。

在治理整顿和深化改革中，要加强政治思想工作。作为中医工作者，必须树立全心全意为人民服务的思想，为提高人民的健康水平做出贡献。作为炎黄子孙，要胸怀雄心壮志，团结奋斗，共图中医药事业有一个新的发展。

1989 年

改革开放三十年中医事业大发展

甘肃省中医事业，走过了不寻常的路。据统计 1949 年中华人民共和国成立后我省共有卫生技术人员 1406 人，其中中医 1158 人，中医占卫生技术人员 82.36%. 全省高级西医师只有 35 人。这 35 人主要分布在兰州市。全省广大城乡医疗，主要靠中医药人员，广大农村更看不到西医。

到 1962 年时，全省共有卫生技术人员 23805 人，其中中医 6740 人，中药 1794 人。由于党中央一再强调党的中医政策，强调扶持发展中医药事业。1954 年到 1960 年前，这几年中医事业有了较大的发展。但到 1962 年精简机构时，精简的主要是中医药人员。到 1963 年时，全省共有卫生技术人员 21385 人，其中中医人员由 6740 人减为 4402 人，中药人员由 1794 人减为 1081 人。

"文革"期间，兰州市中医院被撤销，中医学校许多教师被外派。中医药后继乏人乏术的问题，一下显得非常突出。1978 年党中央发布了中共中央〔1978〕56 号文件，批转卫生部党组报告，重申党的政策，要求多级党委要重视，切实解决中医后继乏人的问题。

1980 年到 1982 年，卫生部连续二次召开全国中医和中西医结合工作会议，研究部署中医事业和中西医结合发展工作、1988 年国务院决定成立国家中医药管理局，为中医事业发展设立补助资金，中医经费实行单列。为中医事业发展创造了前所未有的条件。

我省中医事业在省委、省政府的领导下，也有了很大的发展。截至 2007 年底，全省共有中医机构 58 所，其中中医医院和中西结合医院 73 所，民族医医院 10 所，中藏医药学研究所 3 所，中医院校 2 所。中医病床 7472 张，中医类别执业医师（含助理）16358 人。中医药事业有了空前的发展。

这些成绩来之不易，我们十分珍惜、爱护并继续促其发展。中医药事业的发展除了中医药人的努力之外，隶属省委、省政府领导，省级有关部门给我们以大力支持。此外，卫生部和国家中医药管理局和有关司局也给我们很多关心和支持，我们永远忘不了他们。有几件事我记得特别清楚。

一、宋平书记为中医讲话

1977 年，召开全省卫生工作会议，我给宋平书记讲，发展中医药是解决甘肃人民缺医少药的重要途径，尤其是甘肃农村，主要靠中医药解决农民的看病问题，许多患者抬不到公社卫生院，有些就死在送医院的路上。宋平书记对甘肃农村非常了解，他很注意听我的意见。后来在全省卫生工作会议上讲话时，对发展中医药事业，讲了一大段非常重要的意见，引起各级党委的重视。

二、光靠卫生行政部门发展中医药事业是非常艰难的

1984 年，我给李子奇书记寄了一封信，建议以省委、省政府的名义，召开一次全省振兴中医大会，为了加强力量，我拿此信让于己百同志看了，并提议以我们两人的名义，递交这封信，他同意了，我就把信直接送给李书记。结果子奇书记很快作了批示，同意以省政府名义召开这次会议，让陈光毅省长和刘冰书记考虑。他们二位也很同意子奇同志的意见。主管卫生工作的刘恕副省长更同意以省政府名义召开。为了使陈省长能全面了解我省中医药事业状况并给予支持，我亲自去给陈省长做了一次汇报，陈省长非常注意听我的汇报。1984 年 10 月召开全省振兴中医大会时，陈省长亲自到会讲话，他的讲话是他自己在一个小本子上列小提纲讲的。讲得非常好，非常到位。并且决定每年单列中医专项 150 万元，用于中医院的建设，要求每年安排 7~8 所市县中医院的建设。这 150 万元由于省计委、省财政厅有关领导的支持，一直给我们保留下来，有时候临时增加一些。按陈省长的要求，我们用这 150 万每年安排 7~8 所县中医院的建设，省里用这 150 万加上地县配套资金，许多县中医院就是建一座楼，下面门诊，上面住院，就干起来了，以后再逐步扩大，卫生基建经费也安排了一部分。从 1985 年到 1995 年，这 10 年时间全省中藏医院有了很大的发展。

为了增加中医药人员，省里给我们 100 名编制，从民间和集体单位招收了一批青壮年中医药人员，其中有些人现在已经晋升到副主任、主任医师了，成了技术骨干。甘南州也拨付了 100 名编制，招收了一批藏医进医院。

更重要的是通过全省振兴中医大会，把发展中医药事业，从卫生部门转

到各级党政领导的议事日程上了。各地方都召开了地方振兴中医大会，传达会议精神，规划本市县中医药发展规划。使发展中医药事业在全省形成了一次大宣传、大发展的局面，这是以往从未有过的事。

三、成立了全国第一所藏医院

1966年，我到玛曲县欧拉草原出过一次差，看到草原广阔无垠，骑马奔驰在草原上特别风趣。但我也看到医疗条件之差和群众看病的艰难。当地同志告诉我，玛曲县有些地方从草场到大队，骑马得走3天。那么有个患者要送到大队谈何容易，到公社卫生院更不可能了。同时我也看到藏医把药做成散剂和丸剂，装在羊皮口袋里，骑在马上，到了一个地方，把药品从羊皮口袋拿出摊开，按照不同病性配药，非常方便，也有疗效。我们政府派出的汉族医生，藏族同胞非常欢迎。但是个人许多问题解决不了，儿童升学问题，老人照顾问题都不能解决。我就想为什么我们不利用藏医藏药为藏族群众解决看病的问题。以前我们只承认藏医是喇嘛，不能认定医生。我到夏河拉卜楞寺曼巴扎仓，参观了他们训练藏医的过程，他们要求很严。学员从小进了曼巴扎仓，学习藏医从基础到临床，要读很多书，要背很多经典。经过多年的学习和实践，才能成为藏医。我想我们应该承认藏医是医生，让他们为更多的群众看病，甘南州卫生局的领导很同意我的意见，以后经过县、州批准，聘请了一些老藏医，成立了藏医医院。第一个成立的是夏河县藏医院。聘请了四位有威望的老藏医，于1978年12月正式成立了夏河县藏医医院。以后陆续成立的有碌曲、舟曲、迭部、玛曲等县，受到群众的欢迎。我在全国会议上报告后，西藏、新疆先后派代表来参观。

夏河县藏医院是全国第二所公立的县级独立藏医医院。以后甘南州又在原州医院的旧址成立了藏医药研究所和附属医院。这也是全国第一所独立的州级藏医药研究所。以后甘南卫校增设了藏医专业班，由国家培养藏医人员，第一次把藏医的培养列入国家中专教育系列。我们曾想把甘南卫校命名为藏医专科学校，没有被批准，主要是为了争取国家的支持。

在全国民族医药的发展上，甘肃省起了带头作用，对民族医事业的发展做出了贡献。在这件事情上，我特别感激甘南州卫生局和我厅中医处的几届领导和同志们所做的贡献和努力。

四、办起了中医学院，为甘肃培养了高层次的中医药人才

1977 年，我国共有 28 所中医学院，甘肃是少数没有中医学院的省区之一。省卫生局给省里打报告，要求批准成立甘肃中医学院，结果批准了。当时有人提出在中医学校的基础上筹建中医学院，最后讨论的结果还是单独成立。不能成立一个，再减少一个。我和薛和舫同志向北京卫生部汇报，希望在资金上给以支持。卫生部中医司司长吕炳奎同志听了汇报，很支持。1978 年秋我们就开始招生，非常紧张。省里决定让我参加中医学院筹备委员会。我负责调进教员的报名和第一期课程的安排。因为，全省中医人员分布状况我比较清楚。1970 年北京中医学院和中国中医研究院各派出 40 名中医药人员到甘肃，其中有些是我的老师和同学，他们在北京都是教学、科研和临床方面的骨干。我当时掌握全国共有 13 所中医学院的毕业生（1970 年以前的毕业生）160 多人在甘肃，其中人数最多的是北京中医学院。从 1956 级到 1970 级，每期毕业生都是我们先后调进的中医老师如席与民、戈敬恒、王德林、周信有、郑魁山、王文春、张绍重等，年轻一点的中医如华良才、张征思、陈守中、田乙、郭志、朱肇和、翟衍庆、王道坤、尹婉如、张士卿、吴立文、林维启、刘达瑞、马玉林等。以后又调进了贾斌、吴大真、徐连春等人。

当时所成立的几所中医学院中，我们中医学院的师资力量是很强的。从北京派出到甘肃的 200 名医务人员中，西医大部分都离开了。但中医留下很多。他们为甘肃中医事业的发展，尤其人才的培养上立了大功，我们永远不能忘记。

五、建起多数县市级中医院（含民族医院）

从 1984 年到 1995 年，我们所用中医专项补助费和卫生基建费，把多数县市级中医院建起来了。这几年，我和中医处的同志，马不停蹄地到各县市跑，和地县领导协商研究，规划成立中医院的事情，共建起 60 多所，虽然当时还不太成熟，有些是在城镇卫生院的基础上改建的。

但是倘若当时不抓紧，动作迟缓的话，要在以后再成立中医院就不是容

易的事了。

至于现在部分中医院西化的问题，因素很多。国家规定，中医药单位的领导和技术骨干，必须由中医药人员担任，但我们有许多中医药单位不是这样。

我第一次进入卫生厅是1953年从兰州卫校毕业，分到卫生厅参与培训县卫生科长。以后就到卫生厅中医门诊部（现兰州省中医医院）跟随张汉祥、张涛清两位主任学习中医和针灸，当他们的徒弟和助手。

1956年考入北京中医学院（现北京中医药大学）学习6年。1962年毕业后，本来分配留校任教，张汉祥院长不同意，通过卫生部把我要回甘肃，仍然在省中医院工作。

1969年省里决定成立甘肃省西医离职学习中医班，我负责筹办。任领导小组成员和教员。以后又在西中班的基础上成立甘肃省新医药学研究所。

1974年元月第二次进入原卫生局任副局长，前几年我主要抓农村合作医疗和"赤脚医生"培训，以后分管中医、科教和药政。

我出身于中医世家，父亲是一位很有威望的中医，活人无数。我从小耳濡目染，学习了不少中医知识。我很热爱中医。回顾走过的几十年，风雨坎坷，唯一感到安慰的是我为甘肃卫生事业，尤其是中医药事业和民族医药的发展，尽了我毕生的精力。为了中医药事业的发展，我利用一切机会宣传，争取各级领导对中医事业的支持。

自1963年从汪锋书记、邓宝珊省长起，历届省委、省政府领导，张汉祥、张涛清老师带领我或专门或单独给多位看过病，我利用看病的机会，为中医事业争取支持和理解。

退休后，我应邀去美国讲学看病，看好许多美国大医院看不好的病，使我更加体会到中医学确实是一个伟大的宝库。中医学正在大步走向全世界。在美国学中医的白人不少。我们在美国看中医，只能以中医的方法给人看病，不能给人打针和吃西药，否则是犯法的，这样更能体现中医药的确切疗效。甘肃省是中草药大省，要真正解决甘肃人民的看病难和看病贵的问题，就必须真正实实在在地大力发展中医药事业。

看准了方向，走对了路

——读《中国中医药报》有感

甘肃省卫生厅刘维忠厅长年初提出在全省开展"西医学中医，中医学经典"，最近又在全省深化卫生体制改革专题研究班提出，乡卫生院收入总量、治疗量、药品总量的1/3必须是中医药，要办中医特色的乡镇卫生院和区卫生服务中心。（见《中国中医药报》2009年11月20日头版）

这是卫生行政管理的创新，也是向有中国特色的医疗服务体制迈进。这是真正为解决群众看病贵，看病难的举措，也是大有发展的好事。他们看准了方向，走对了路。

国务院《关于扶持和促进中医药事业发展的若干意见》（简称"意见"）中指出："中国医药临床疗效确切，预防保健作用独特，治疗方式灵活，费用比较低廉，特别是随着健康观念变化和医疗模式转变，中医药越来越显示出独特优势。扶持和促进中医药事业的发展，对于深化医药卫生体制改革，提高人民群众健康水平，弘扬中华文化，促进经济发展和社会和谐，都具有十分重要的意义。"

甘肃省卫生厅提出的号召和采取的措施，上合国务院《意见》精神，下合民意要求，所以说他们看准了方向。

他们不但有号召，而且有措施，全省办的中医经典学习班和西医学习中医班，相继已经开班，并且在医药体制改革中提出乡卫生院和社区服务中心具体落实中医服务的指标。西医晋升必须考中医药知识。他们不是在空喊，而是措施具体。所以说他们走对了路。

现在是东学西渐，世界各国办起多处孔子学院。美国办起了多所中医学院，学习中医的外国人很多。中医不但在许多病的治疗上有优势，而且他的整体观念，辨证施治的整体思维，不但医生应该学习，做管理工作的也应当学习和掌握。美国仅有3亿人口，美国联邦政府只管了65岁以上的老人、19岁以下的孩子和急诊等的医疗补助，每年拿出4000多亿美元，还不足以应付，美国提出要改革医疗制度，遭到群众的反对。但医疗费用不断高涨，这是不争的事实。我们是 13 亿人口的国家，走西化的路走不通也走不起。

若不大力发展中医药事业，"为群众解决看病难、看病贵的问题"只能是一句永远实现不了的空头诺言。

2009 年

调研报告

刘厅长、李厅长并党组各位同志：

你们好！我为我省中医事业及各项卫生事业改革开放 30 年以来取得的伟大成绩而感到高兴。但是也有一些担心，如中医院楼盖起来了，设备也有了，但是人才状况如何？尤其是如何突出中医特色，有没有基础，大家有没有准备？我利用几天时间和中医局焦谦才同志走访了平凉市中医医院和宁县中医医院，组织了两次座谈会，听取了大家的意见。成绩部分就不用说了，我们把需要引起重视和亟需解决的问题归纳起来，供大家参考。刘厅长在全省卫生工作会上提出"中医学经典，西医学中医"得到全省中医界的热烈拥护。中医人员若不学习中医经典著作就算不上是个好中医。可能有些人对西医学中医有不同的看法，但是刘厅长讲的西医学中医不是要求西医去开中药方子，而是要求西医了解中医、不要反对中医。再者是要求西医学习中医的哲学思想。中医最大的特点是整体观念和辨证论治，用马克思主义术语来讲就是全面观察问题和具体情况具体分析、具体对待。这两点也是我们行政管理工作人员非常值得学习的。希望厅党组成员能认识一致、团结一致，坚决支持中医药事业的发展，为解决甘肃人民"看病难、看病贵"的问题走出一条新的路子来。

以下是此次调研活动中召开的两次中医座谈会所反映的主要问题。

一、人员问题

医院建成、扩建后中医人才缺乏将是个非常突出的问题，目前来看医院领导对这些问题思想准备不足。平凉市中医医院情况较好，各科室有副主任医师以上的中医带头人，但宁县中医医院就缺乏有中医专长的领头人。中医人才培养的问题希望引起有关领导的高度重视。

二、医院制剂

用西药的管理办法来管理中药，将中药制剂管死了，中医院原来传统的、群众反映疗效显著的院内制剂现在不让用了，这一点极大地限制了中医医院的正常的医疗活动。

三、地方政府对中医医院不够重视

庆阳地区有 4 家中医医院存在整体搬迁问题，宁县中医医院建院经费本来就少，其中削平山头需要 530 多万元，修河堤及护栏需要 200 多万元，增加了医院建设的工程造价，真正用于建设使用住房的钱就不多了。

四、中医院的西化问题严重

许多中医人员反映由于财政拨款少，养活不了医院，所以迫使中医人员不得不开西药和大量西医检查，由于先进仪器的使用，使得中医人员在诊断中对仪器的依赖性增加，在临床中运用中医传统方法为群众服务的少了。

五、刘厅长提出的"中医学经典、西医学中医"

基层中医人员对"中医学经典、西医学中医"反响热烈，大家都非常赞同"中医学经典、西医学中医"。平凉市中医医院任建华主任讲中医不学经典不行，他 1985 年通过参加经典著作学习班学习，自身中医业务水平提升了一个档次。所以中医人员必须学习中医经典著作。学经典光靠自学还不行，必须要有人辅导。

六、中医师承工作淡化

大家普遍反映中医药传承后继乏人，许多名老中医的学术思想及临床经验没有得到很好的继承。国家和省内的师承教育门槛太高，基层中医人员达不到要求，许多老中医的廉方、验方及临床经验濒临失传。

七、发展中医要有特殊政策

中医原来就投资少、底子薄，困难比较大，必须采取一些特殊政策大力发展中医事业。我粗略地算了一下，给中医多投资 10 元，就可以给老百姓省出至少 500 元。请政府有关部门认真地考虑一下。要真正解决"看病难、看病贵"的问题，必须大力发展我省中医药事业。

我退休 14 年了，但是甘肃的卫生事业从我的脑子里还是消除不了，有想法总想给你们说出来，请不要嫌弃。

2009 年

我与甘肃卫生事业六十年（上）

我进入甘肃卫生系统已经 60 年了，60 年来我与甘肃卫生事业同命运、共成长。60 年，弹指一挥间，我已经是年近八旬的老人了，我省卫生事业发展壮大，发生了天翻地覆的变化。尤其是去年卫生部和国家中医药管理局做出决议，支持甘肃卫生事业和中医药（包括民族医药）事业的发展，这是过去没有过的。这表明卫生部和国家中医药管理局对我省卫生事业和中医药事业是肯定和支持的。"十二五"期间，相信我省卫生事业和中医药事业将会有更大更快的发展。作为甘肃卫生战线的老兵，喜悦之情难以言表，许多往事涌上心头。

1951 年 7 月，我从宁县中学毕业后，由庆阳专署保送我们 22 人，到兰州卫校学习。兰州卫校前身是甘肃产校，后来改为甘肃省医务学校，最后改为兰州卫校。兰州卫校是当时甘肃省卫生厅的一所干部学校。当时学校实行供给制，我们在校学习期间没有寒暑假，随政府干部休假制，一年只有 7 天假。参加学习的学员有参加长征和抗日战争的老干部，也有国民党起义的军官和青年学员。我们庆阳专区送来的 22 人中，有几位就是当了多年的医生，他们要求继续深造提高。我们学习期间搞爱国卫生运动宣传，给群众打防疫针，参加爱国卫生运动展览，当讲解员。可以说，我们是一边学习一边工作。

当时交通不便，我们从西峰出发，步行走了 4 大到达平凉，在平凉雇了两辆运粮的卡车，拉上我们，走了 4 天才到兰州。从平凉到兰州，过了六盘山越走越荒凉，进入兰州后，兰州话也听不懂。兰州卫校当时条件十分简陋，我们 80 多人住在旧庙的大殿里，冬天房内不生火。我们被褥很单薄，晚上冻得睡不着。1951 年冬天，兰州天气特别冷，黄河结冰可以过汽车，我们在院子里吃饭，手冻得拿不住筷子，生病的同学很多。

兰州卫校当时就在畅家巷，离卫生厅很近，许多活动常在一起。1953年我们毕业以后，分配了好几位到卫生厅上班，我就是其中之一。厅长说给卫生厅补充了一批新鲜血液，使卫生厅有了生气。当时卫生厅在兰州市中街子，有两院房子，北院主要是办公，南院一部分办公，一部分是厅长宿舍。当时厅长有两位，即刘允中厅长和吴中副厅长。厅里下设办公室、人事科、医政科、防疫科、药政科、财务科等，当时叫科，各科室人都不多，一般都是4~5位办公人员。

刘允中厅长浓眉大眼，高鼻梁、中等偏高身材，据说在延安时是一位外科医生，他任卫生厅厅长同时兼任陆军医院政委，穿一身黄呢子军官服，给他配了一辆别克小轿车。当时一般厅长都没有车，刘厅长是一个特例，因为他兼军职。刘厅长不穿军服时，则穿一身中山服，衣帽整齐，头发梳得光光的，皮鞋擦得亮亮的。我们大家对厅长很敬重，尤其佩服刘厅长的讲话。他的讲话干脆利落，从来不拖延，有时时间到了，还没讲完，他就说："对不起，请大家原谅，我还要延长5分钟把话讲完，到了5分钟一定结束。"当时经常有时事政策报告会，请各方面首长做报告，省级机关大家评价高的有三位领导，他们是省委宣传部部长赵守攻（以后调任国务院专家事业管理局局长）、省行政干校校长马斌（以后调任省政府秘书长），另一位就是我们刘厅长（以后调任中国科学院兰州分院书记）。他们共同特点是口齿清晰，说理透彻，不拖场。当时大家都是步行来开会，单位没有车，也没有公共车。刘厅长善于联系群众，尤其对卫生系统的高级知识分子很关心。吴中副厅长是一位长征老干部，在延安时给董必武同志当过保健医生，他主持卫生厅日常工作，我们和他接触比较多，他平易近人。后调兰州医学院，以后甘肃中医学院成立，任中医学院党委书记，直至病逝，他把一生献给了甘肃卫生事业。那时，我们大家对厅长、科长都很尊重。领导布置的任务，加班加点都要按时完成。有几次给省里汇报的材料下午快下班布置的，第二天8点以前要拿出来，我们都是一夜不睡，第二天按时交稿。

1953年卫生厅成立了一个卫生行政干部训练班，培训各县卫生科科长，让我负责训练班的教学计划。我邀请卫生厅厅长和各科科长给学员讲课，有时给首长讲明扣他们几元讲课费给学员改善生活。这个训练班结束后，1953年底我就去了卫生厅中医门诊部（即省中医院前身），跟随门诊部张汉祥主任、张涛清副主任当徒弟和助手。

我到卫生厅门诊部工作以后，还兼任卫生厅团支部组织委员。卫生厅团支部除了厅本身团的工作以外，还要分管部分直属单位团的工作，如省卫生厅中医门诊部、结核病防治所（结核病院的前身）、性病防治所、眼病防治所、省防疫站等单位团的工作，尤其是当时解放初期下面没有卫生机构，多数没有县医院，更谈不上乡镇卫生院，卫生工作基层处于空白。为了解决防病治病之急，卫生厅组建了防疫大队，下设了14个小队，还有3个民族医防队，3个妇幼工作队。每年春节过后这些队员分头下到各地、县进行工作。民族医防队主要去甘南藏族地区，以及肃北蒙古族、肃南裕固族和阿克塞哈萨克族地区工作。他们不光是防治疾病，还要协助政府做民族团结工作。因为当时有些民族地区政权尚未建立，政府人员进不去，要我们医生做先导，进行宣传疏导工作。这些队的团的工作也归卫生厅团支部管，他们终年在乡村和民族地区工作，政治进步要求得不到解决。我们就利用每年年底回到兰州休整期间解决他们的问题，我和同为组织委员的陈文英同志利用一切业余时间约请谈话，参加团小组会，时间十分紧张。当时没有专职团干部，我们都是兼职，白天在单位上班，晚上出去参加会议，有时深夜方归。当时兰州没有柏油路，城外路上没有路灯。记得有一晚，我们去省防疫站开会，骑车返回时，在盘旋路和对方骑车人相撞，撞得鼻青脸肿，躺了一会儿，起来谁也没有怨谁，各走各的路。有一年，各卫生工作队回兰州休整期间，我们抓紧时间，按规定程序吸收了30多名共青团员，受到上级团委的表扬，团省委领导说卫生厅团支部是省级机关最大的一个团支部。那时我们年轻力壮，一心为了工作。

当时中央号召支援大西北，我们这些卫生工作人员中有相当一部分同志，是从上海、南京、无锡、常州、苏州、杭州等地卫生学校毕业的学生，他们从水乡江南来到西北高原，不叫苦不叫累，克服重重困难，终年在乡下为群众工作。当我第二次到卫生厅工作后，到这些民族地区去工作时，联想到当年在这里工作的同志他们当时工作的难度是多么大，生活是多么的艰苦。他们把青春献给了甘肃人民的卫生事业，让我们永远不要忘记他们，没有他们当年排除万难的工作，给我们打下坚实的基础，就不会有卫生事业今天的辉煌。

2011 年

我与甘肃卫生事业六十年（下）

1953 年，卫生厅行政干部训练班结束以后，我被分配到甘肃省卫生厅中医门诊部上班。当时中医门诊部还未正式宣告成立，先行试诊。在兰州市和平路（即现在的庆阳路）租了一院房子，作为门诊和办公地址。

当时门诊部有两位主任，聘请兰州市一些有名望的中医来坐诊，如柯与参、刘星元、马凤图、师德一、童梧桥、高涵九、王佩铭等。

我到门诊部，主要是给张汉祥主任和张涛清副主任当徒弟和助手。张汉祥主任主要工作是在兰州军区（当时叫西北军区）高干疗养院和陆军医院工作，到门诊部一周来两次，上门诊和处理一些行政事务。我周一、四跟张主任抄方侍诊，其余时间跟张涛清主任作针灸。针灸室医生很辛苦，扎针、行针、起针、施灸，基本上是不停地工作。当时没有暖气，生煤炉子取暖，冬季生炉子早，春季撤炉子迟，门窗紧闭，怕冷着患者，室内空气不好，过一会儿到院子吸吸新鲜空气，觉得很舒服。

由于张涛清主任针灸疗效好，患者越来越多，我跟了老师半年，就开始给患者针灸了。我亲手用针灸治好的第一位患者，是一位患急性胃肠炎的患者，患者腹痛、发热，上吐下泻，针灸一次腹痛减轻，吐泻停止。患者在老师面前赞扬我，老师高兴地说：“这是我来到西北后的第一个徒弟，您可以放心地继续让他治疗。”

我当时学习很用心，老师遇见什么病，扎什么穴，加减变化，我都牢记在心。甚至连老师治过的患者，姓名、性别、年龄、什么病、治疗经过，我都可以一口气报出来，老师说我像个活档案。惟独老师针灸手法比较难学，老师自己也讲不出来，必须我们仔细体会。

大概是 1954 年 2 月 4 日（这个具体日子记不准了），在卫生厅会议室召开中医门诊部正式成立大会，中共甘肃省委统战部部长杨和亭、省卫生厅厅长刘允中等领导出席。会议开完后在会议室门口照相。摄影师提出照相的背面最好用一块红布挡一下，作为背景比较好看。主任让我跑回门诊部取红布。结果没用布景把相照了，所以那张照片上没有我。

门诊部虽然不大，但是看病的人逐渐增多，许多领导干部也来，如省委、省政府、西北军区几总部的领导，来看病的群众也不少。原甘肃省委第二书记霍维德同志夫妇找张涛清主任针灸，他告诉我，他曾找过许多大夫扎过针，但是他觉得还是张涛清的效果好。张汉祥主任当时一年之中有半年在北京，给中央领导作保健。他们俩都是北京名医的传人，先后从北京到兰州的。

以后随着业务的发展，人员增加了，就在和平路西头又找了一院房子，作为职工宿舍、中药加工和药品库房用场。当时，没有家属，都是单身汉，白天上班，晚上参加中药加工，大家工作得很愉快。我当时父母在原籍，一个人没负担，门诊部哪里缺人，我就替补。如挂号员病了，我去挂号；收费员病了，我去收费。有些单位到期不付款，单位没钱了，我骑自行车去讨账催款。有一次我骑车去兰工坪催款，不料自行车胎被钉子扎破了，兰工坪又没有修自行车的，我把车子扛到小西湖，把车胎补好，回到单位已经到深夜了。我在门诊部主要是给两位主任侍诊看病，但是什么工作都干过，看病、抓药、收费、挂号等工作，我都干过了。

门诊部领导有两条规定：

一是门诊医生看的患者，2~3 次诊治，效果仍然不好的，必须向主任提出，请大家讨论。二是每周四下午，是病案讨论会。主任主持会议，我做记录。这个讨论会开得很热烈，大家畅所欲言，把自己成功的和失败的经验教训都讲出来，对大家都有启发。这个讨论会，对提高疗效和提高医生的诊疗水平，都大有好处。既有利于患者，也有益于医生。

当时会后给大家吃一顿炸酱面，这是一个非常好的做法。

1954 年春节，张涛清副主任、马占谋同志和我三个人在一起过的春节。1955 年我在卫生厅加入了共产党，中医门诊部只有两个党员，不能成立党组织。我们参加卫生厅支部。宋尘寄主任是一位老同志，知道的历史故事很多，每次组织生活，把正题讨论完，就请他讲一讲历史故事。

当时大家对工作都很认真，无论是本职工作，还是领导临时交代的任务，都会认真完成。娱乐活动很单纯，就是看一场电影，或是参加一场舞会，或礼拜天到兰园看场篮球赛，当时最棒的篮球队是西北军区篮球队，球赛都是免费自由参观。娱乐场所不多，但是我们感到过得很充实，很快乐。

1956 年，北京中医学院成立并招生，张汉祥主任为了给医院培养干部，决定送我到北京中医学院学习。1956 年 8 月，当我接到北京中医学院入学通知书后，高兴极了。我当时被借调参与省委的"审干"工作，我要离职学习，必须通过"三关"。第一是中医院领导，第二是卫生厅，第三是省委宣传部。医院领导我说通了，卫生厅主要是吴中厅长管，开始他不同意，我硬磨，磨得他也同意了，最后宣传部的有关领导也同意了。我交代完工作，就往学院跑，我怕哪位领导一变卦，我又走不了了，错过这次学习机会。当时确实工作紧张。

1956 年，是我们国家的黄金时代，经过 3 年的恢复期，经济有了发展。1954 年召开了第一届全国人民代表大会，制定了我国第一部宪法，国家实行第一个五年计划（1953—1957），苏联给我们援建 156 项大项目建设，国家突出感觉人才缺乏。国家号召向科学技术进军，大学生源不足，号召年轻干部进大学学习。我们甘肃卫生厅直属单位 1956 年共送出 72 名年轻干部上大学，我是其中之一。我有幸成为我们国家第一届中医大学生，是光荣，是任务，任重而道远。

通过 6 年学习，1962 年大学毕业，本来留校任教，但是张汉祥院长通过国务院大学生分配办公室和卫生部，把我要回兰州，仍在甘肃省中医院工作。医院和各科室领导都是医院的老人，非常熟悉。院长把我分配到研究室工作，研究室领导是于己百同志。研究室主要是协助院长抓全院的临床研究工作，以及院长交代的各项任务。院长很重视医院的临床研究工作。各科室年初要有科研计划，年中检查，岁终总结。研究室本身也有科研任务。1963 年，我们研究室的科研是"高血压的中医药防治研究"，我和于己百大夫出门诊，管病房，张汉祥院长是总领导，正当我们研究工作有些苗头时，因历史原因，一切研究都停止了。

起初我虽在研究室工作，但是出差任务很多，如 1964 年 4 月～7 月，渭源县白喉病流行，领导让我带领中医院医疗组奔赴渭源县防治白喉病，我们用中医药为主治疗白喉患者 70 多例，全部治愈，受到党政领导机关的表扬。1964 年 8 月～10 月，新疆疫病暴发，领导命我和刘培德大夫参加甘肃省赴疆医疗队，防治疫病；这年 12 月西和县急性克山病暴发流行，领导又命我和刘培德大夫去参加省上医疗队，去西和防治克山病，并编写《克山病中医药防治大纲》，供全省参考。

1965 年，甘肃和宁夏两省组成一个医疗队，赴新疆参加疫病防治，省卫生厅任命我担任医疗队队长，宁夏同志担任副队长，我们包了一个县的疫病防治任务，整整半年，10 月底才回到兰州。由于我们工作任务完成的好，受到新疆疫病防治指挥部和有关领导的表扬。

后来，1968 年 10 月，我又和几位同志被派往甘肃贫穷县之一西和县，和农民同吃同住同劳动，为广大派来的劳动干部作医疗保障，整整一年。

1969 年从农村回来不久，医院又派我参加卫生厅备战调查，共分了几个组，到全省调查，调查的目的就是防备一旦打起仗了，伤病员向何处安置，必须做到心中有数。我们这一组，从临洮开始，经渭源、漳县、岷县、武都、宕昌、康县到文县，每个县医院、公社卫生院基本情况都得调查清楚。备战调查还没结束，组织又命令我和于己百同志去筹备"甘肃省西医离职学习中医班"卫生局让我俩去省革委会民卫组，接受任务。傅唯一同志是民卫组负责人之一，他给我俩详细讲了组建"西医离职学习中医班"的意义和要求。以后卫生局又调李华忱同志，我们 3 个人，先在中医院找了个地方，做计划、编讲义，准备西中班开班。地方正式定在小西湖（后改名甘肃省新医药学研究所，既现甘肃省肿瘤医院所在地）以后，我们又把张汉祥、柯与参、尚坦之三位老中医请调过来，讲课带实习。西中班第一任书记是高苇舟同志（原省人民医院院长），他病了以后，调来于之光同志（原省中医学校书记），后来又调来胡及同志（原卫生部生物制品所书记）。西中班成立后，我是领导小组成员和教员，我主要讲《中医基础理论》和《中医温病学》。由于我省成立了独立的"西医离职学习中医班"办了几期学习班，加上"文革"前办的两期，两年制的西医学习中医人员，我们省在全国各省市中是最多的。

我为甘肃卫生事业奋斗了几十年，尤其是在中医药事业的发展上，我尽心尽力，不敢有丝毫的懈怠，利用各种机会为事业的发展争取空间和推力。

总的说起来，不外以下几个方面。

（1）发展机构，扩大中医药事业（包括民族医药）发展的空间。1974 年我进入卫生厅时，中医机构仅剩下 3 个，到 1995 年时，全省中藏医医院已经到 70 多所，现在更多了。

（2）培养人才，我们省成立了中医学院，省中医学校扩大专业和招生，有条件的卫校开办中医专业，甘南卫校开办了藏医专业。除了自己培养外，我们还协调北京中医药大学和广州中医药大学，每年招甘肃学生 10~15 名，多年下来为我们培养了不少人才。

（3）提高中医药人才素质。除了正常的各种进修和师承教育外，20 世纪 80 年代我省办了几期"中医经典著作学习班"，要求主治医生以上人员都要学经典。学过的同志反映，参加经典著作学习班以后，使我们业务水平上了一个新台阶。

（4）建立健全了学会，办起《甘肃中医》杂志，有了交流学术的平台。利用各种机会举办了几期全国和国际中医药学术研讨会，一批国际、国内有名的中医药专家来我省讲学指导，对提高我省中医药学术水平，都起到了积极的作用。我省中医药人员，无论数量和质量，都有很大的提高。

几十年来，我虽然做了许多工作，但是回想起来，许多事还没做好，许多要做还没做，为此感到内疚。我们现在这届卫生厅领导班子，在发展中医药事业上，在医改中迈出的步子，是真正具有开创性、全面性的，真正贯彻科学发展观，真正为群众办好事、办实事、办长远的事，使人看到了非常高兴。我认为我们甘肃医政之路，也是全国必须走的路。我们是看准了方向，走对了路，希望大步往前走。

2011 年

对《历史不会忘记——"6.26"医疗队在甘肃》的补充

阅读了《甘肃卫生》2011年第12期，新登载的《历史不会忘记——"6.26"医疗队在甘肃》一文后引起了我许多回忆。姬广武同志，收集了许多历史资料，比较全面地叙述了北京医疗队和深入甘肃的2400多名北京医务人员的历史功绩，我们甘肃人民永远不要忘记他们，他们也没有忘记甘肃人民，许多同志告诉我，对于甘肃的新闻他们特别注意，仍然感到亲切。

我想就我知道的做些补充，希望知道情况的同志再补充。

一、关于卫生部的司局长

卫生部20世纪70年代的司局长，大部分到河西来过，或带队或调研。

如医政司的刘美亭司长，两次带队到河西，他对河西的情况了如指掌，也对河西医疗卫生建设，给了许多支持。1975年2月他代表卫生部慰问河西医疗队，我陪同前往。

科教司的陈海峰司长、朱潮司长、肖梓仁司长，这三位司长都到过河西。医政司张侃司长、防疫司的汤双振副司长、北京中医学院杨治院长、协和医院的朱予院长、小汤山疗养院徐书记等人都带过北京医疗队，在河西地区工作了较长时间。这些同志带队非常辛苦，既做管理工作又做具体的防疫、医疗工作。

刘美亭司长告诉我，每次医疗队回去都要向周总理汇报，总理听得很认真，询问得很仔细。他知道甘肃地域辽阔，缺医少药情况很突出。所以北京、上海、天津等大都市中西医大学1966~1970届毕业生往甘肃分配的比较多，当时每所公社卫生院都有几名大学生。许多卫生院腹部手术都能做，尤其是河西几个地、市，公社卫生院在北京医疗队的帮助指导下，给群众解决了不少问题。甚至有些大队合作医疗站也能做腹部手术。

二、关于中医药人员

（1）参加甘肃河西北京医疗队的中医药单位有原北京中医研究院（现中国中医科学院）的广安门医院、西苑医院，北京中医学院（现北京中医药大学）及其附属东直门医院，北京中医医院的许多同志都参加北京医疗队到河西工作半年到一年的人不少。我知道的有北京中医学院刘渡舟教授、奚达教授（刘寿山的干儿子）、北京医院中医科主任吕秉仁教授、北京中医医院钱英教授（以后担任北京中医药学院副院长、肝病专家）。其中吕秉仁、钱英两位都在河西待过一年。

（2）1970年指派的2400名医务人员中，有北京中医研究院40人，北京中医学院40人，还有全迁医院如天坛、月坛医院等单位的中医药人员，有些是夫妻同迁的。

我认识的有北京中医学院戈敬恒教授（温病学主讲老师）、席与民教授（中药学主讲老师）、王德林教授（中医外科、中医耳鼻喉学主讲老师）、周信有教授（内经学老师）、曲祖怡教授（针灸）、陶晋舆教授（生物化学主讲老师）、曹治权教授（化学主讲老师）、杨宏娣教授（妇科教授）、高华苓教授（解剖学教师）、周汶（针灸学教师）。

北京中医学院附属东直门医院的华良才大夫、王宝书大夫，是东直门医院的五官科、妇科的主力，王宝书大夫的夫人刘淑仪（方剂学老师）也都被派到甘肃。

以上这些老师被派到安西、金塔、古浪、临夏、武威等县，有些被安排到公社卫生院。

中国中医研究院的郑魁山（针灸专家）、张绍重（肖龙友弟子）、王文春（中医外科）、孙继芬、田乙、冉小峰、毛有丰、陈家杨等中医大夫被派到成县、定西、武威等县。

天坛医院的赵家琪中医师、北京中医医院的葛春雨中医师，被派到天水、平凉。北京市中医进修学校的沈玉峰校长被派到和政县。

我到卫生厅以后主要抓合作医疗发展和"赤脚医生"的培训工作。我经常在乡下跑，比较了解这些同志情况。把他们先后从基层调到甘肃省西医离职学习中医班（二年制），甘肃中医学院，甘肃中医学校等单位，尤其甘肃中医学院成立初期非常迫切需要师资力量。当时都需要高级研究、教学人才。1978年，甘肃省委让我参加甘肃中医学院筹备领导小组，我把了解到的这些人员提名上调。如前所述，戈敬恒、周信有、席与民（这三位老师20世纪70年代初调到甘肃省西医离职学习中医班、后调到甘肃中医学院）、王德林、郑魁山、张绍重，王文春、华良才、田乙等同志都先后调至甘肃中医学院，这些老师加上北京中医学院先后一批毕业生也调至中医学院，如朱肇和、郭志、陈守中、王志琪、林维启、翟衍庆、王道坤、马明良、尹婉如、张士卿、吴立文等，还有天津中医学院毕业的刘达瑞、马玉林、侃淑华等同志。其中有些是具有多年大学教学经验，他们担任教学任务，是驾轻就熟的。加上这批中年教师，有多年临床经验，充实到教学岗位，再合适不过了。可以说，在全国几所新成立的中医学院中，当时教学力量最强的是甘肃中医学院。

以上这些老师，他们后来都有条件调回北京，西医和基础教学人员大部分调走了，而中医药人员大部分都留在了甘肃，继续为甘肃的卫生事业和教学做贡献，如戈敬恒、席与民、王德林、周信有、郑魁山等老师。周汶老师始终坚持在武威卫校工作40多年。周汶老师在北京中医学院任教时带我们实习，深受同学们爱戴，我们几次调他到甘肃中医学院，他坚持在武威继续工作，他的精神实在感人。

（3）大学毕业以后分配到甘肃的，1966届~1970届（这里指1966年至1970年毕业的大学生）分配到甘肃的人也不少。由于周总理了解到甘肃缺医少药情况严重，所以国家把这几届的大学毕业生（中西医院校都有）分到甘肃的较多。

（4）北京中医学院从第一届到最后一届，几乎每届都有分配。第一届除了我以外，贾斌、张立是分到化工部，由化工部派到兰化公司医院，王宝书、刘淑仪、华良才、赵家祺、葛春雨是1970年被派到甘肃的。我们第一届毕业了100人，有8人在甘肃，占毕业生8%。应该说是全国最高的了。第二届人比较少，本来没有给甘肃分配，可是1970年孙继芬同志被中医研究院派到甘肃定西，在定西卫校工作几年后，调陕西中医学院任副院长。第三届分了4人（如王自立、杨守义、汪廷洪、朱肇和），第四届分配到甘肃23人（如陈守中、王凤岐、吴大真、马鸣非、王志琪、孙文英、王奎、朱念发、郭志等）。

（5）上海中医学院、天津中医学院、长春中医学院、陕西中医学院等都有分配到甘肃的。1980年我统计了一下，大概全国有13所中医学院毕业生约 200 多人，分到了甘肃。其中不乏名人之后，如上海中医学院针灸研究所所长陆瘦燕先生的女儿、上海中医学院老专家、全国中医耳鼻喉专家张赞臣的女儿，都分到了甘肃。中国中医研究院老专家冉雪峰的儿子冉小峰被派到甘肃武都。

以上资料很不完备，仅根据我的记忆，补充以上情况，一定漏得不少，请了解情况的人士进行补充，让历史不要忘记他们。无论是参加北京医疗队的还是分配到甘肃的，他们都做了大量工作，尤其是 1970 年派到甘肃的 2400 多名同志，他们在甘肃工作 10 多年甚至 20 多年，在极其艰苦的情况下做了大量工作，许多人就在公社基层工作了多年，甚至坚持一生，这种奉献精神，实在令人钦佩，让我们及我们的后代永远铭记他们，他们的事迹将永载史册。

对中医工作的几点希望

看了贵报 10 月 19 日三版山西郭博信《天涯何处觅芳草》的文章，我久久不能平静。文章所述国内国外的情况，完全属实，值得我们深思，是到了需要采取切实改进措施的时候了。

我 1953 年正式当医生，54 年来，我不断学习思考中西医两种医学。1995 年退休后，1996 年应邀赴美国讲学，一个偶然的机会留在了美国，一住就是 10 年多。其间我用中医药治好了许多美国大医院治不好的病。这里举几个例子：

一个美国人患糖尿病，在美国医院住院，血糖很高（33mmol/L 左右），服西药不能降到正常水平，遂来我们诊所求诊，想尝试中药治疗。我诊其脉弦大有力，舌苔厚腻，似乎湿热内盛，用清热利湿之法，连服数剂，血糖几近正常，患者十分高兴。又有一位 73 岁的美国老者，因为关节疼痛在我们诊所治疗，他告诉我，其血糖始终不正常。我就在他前方的基础上根据辨证加了一些药，一周后再诊时他的血糖降到了正常（4mmol/L 左右），起初他不相信，以为是测错了，他连测 3 次，才相信没有测错。他说："没想到中药对糖尿病还有这么好的效果！"我告诉他中药的作用不在降糖，而在调理身体。

还有一位美国患者患前列腺炎，这个病本来是美国男子的高发病，美国医院对此病治疗和研究很多。这位先生不愿做手术，在美国多家医院治疗效果不好，转求多家中医诊所求治，也效果不大，十分苦恼。他的太太是中国台湾人，从广播中听到我治病的消息，建议他来一试。此人表现有睾丸抽痛，后腰尾椎部分抽痛，畏寒怕冷，影响睡眠，脉沉细无力，舌苔薄质淡。我诊断为肾阳虚亏，投以八味地黄汤加味，服 6 剂后，症状有所减轻。坚持一个多月治疗后，诸症消失。他十分高兴地说："全市只有您能治前列腺炎。"

还有两位美国西医找我看病。一位是西医内科专家，患肝硬化，西医治疗效果不大，想试服中药。症见腹胀纳差，肝区疼痛，气短乏力，脉弦细无力，舌苔薄白质淡。我断其为脾虚肝郁，用补气健脾、疏肝解郁、活血理气之法加减治疗。坚持服药 3 个月，症状减轻，食纳增加，体力改善，实验室检查也有进步。又坚持服药 3 个月，实验明显好转，食管静脉曲张也消失了。她十分高兴地说："没想到中药能有这么大的效果！"她要求我和她的西医朋友合作治疗肝病，我因为初到美国，语言不过关，没有答应。

另一位美国医学专家，他有一个很大的诊所，邀请我到他的诊所参观。他们夫妇想要个孩子，夫人月经不调，先生精子数少，活动度差。我给他们夫妇同治，经过一年多的坚持治疗，夫人终于怀孕了，在 43 岁生了一个小宝宝。

我举这些例子，只是说明中医确实是一个伟大的瑰宝，它不但在中国人身上有效，在外国人身上同样有效，当然必须辨证准确、治疗得当。西医学发展很快，技术很尖端，但它代替不了中医药。中医药正在欧美这些西医药发达的国度里迅速地发展着。

我们在国外，对国内中医药界的领导和同仁有几点希望。

（1）中医药在欧美正在兴起，发展很快，但是我们从业人员也很艰难。主要是外国的卫生行政主管领导和西医对中医药不了解、不承认，制造人为的障碍，一些西医宣传中药有毒，不能应用。我们只能用实际疗效靠患者宣传。希望我们国家的主管领导部门能多和外国卫生行政部门交流，以期减少阻力。

（2）中医药大学、学院是培养高级中医药人才的地方。课程设置和安排上应当以中为主，先中后西，按照衡阳会议的要求办事，培养出有真才实学的"真中医"。据说目前有的中医院校办起了西医专业，这样会导致中医学院名存实亡。

（3）中医药的研究方向，应当把中医药的基础理论研究摆在重要的位置，不能仅搞一些药物开发性研究。中国中医科学院成立 50 多年了，各省都成立了中医药研究院，人员不少，投入的资金也不少，但对于什么是肾阳虚、肾阴虚，什么是脾阴虚、脾阳虚，还难以用现代语言表述出来，难以用定性定量的检验手段把它标定出来。

（4）现在许多中药的开发研究走的是废医存药的路。某药抗炎杀菌，开发出鼻炎丸、前列腺炎丸、胃炎丸，多种多样的降脂丸、降糖丸、降压丸等等。这还要什么辨证？不辨证还要中医理论干什么？记得前几年我访问日本时，日本朋友告诉我："我们研究中草药，多数很不成功。"我说你们研究失败的主要原因就是不结合中医理论。使用中药只有在中医理论指导下才能有效。比如黄芪补气，气虚时用黄芪才能显示其补气功效，气不虚用黄芪不但无益反而有害。"气有余便是火"，若气不虚使用黄芪，则会助火生痰。清朝大医学家徐灵胎先生有一篇文章，叫"人参杀人"。人参是高级补品，但是用之不当，可以害人。

我并不反对用现代实验的方法研究中药。但是若不改变用管西药的办法管中药，势必走上废医存药的路，最后消灭中医。同样若不改变用管西医的办法管中医，而是套用西医院的模式办中医院，套用西医学院的办法办中医学院，这样下去，中医药的前景可能不容乐观。

现在是中医药发展的最好时机，国务院和各级党政领导这么重视，这是空前的，给解决中医药事业发展中的问题创造了百年不遇的良机。希望中医药领导部门，发现问题，找准症结，抓住机遇，解决问题，推动中医药事业大步向前发展，造福中国和世界人民。这是我这个老中医药工作者的唯一期望。

题记：收录于 2007 年 12 月 7 日中国中医药报第 2843 期。

传承集萃篇

博学术精扬岐黄　陇佑杏林栽树人

——石国璧教授传略及学术思想

石国璧，男，原籍山东历城，1934 年生于甘肃宁县。中医主任医师、教授。现任甘肃省中医药研究院院长、兼任卫生部国家新药审评委员会委员、兰州医学院教授、中华全国中医学会理事、《中国中医药年鉴》编委、《中医杂志》特邀编辑、澳大利亚澳洲中医药研究院名誉院长兼教授、全国中医光明函授大学顾问、甘肃省中医药学会理事长、甘肃气功科学研究会副理事长、甘肃省中西医结合学会理事长、甘肃省周易学会理事长、《甘肃中医》杂志编委会主任、甘肃省科学技术协会常委、甘肃省政协委员等职，曾任甘肃省卫生厅副厅长，中华全国中医内科学会副主任委员等职。

石国璧教授于 1951 年考入兰州卫校医士专业学习，毕业后参加筹办卫生厅中医门诊部（即省中医院前身），并随甘肃名医张汉祥、张涛请院长临证三载，实践中深感"医之所病，病方少"。笃志深求，1956 年报考入北京中医学院。在校期间曾得到我国著名中医药专家秦伯未、任应秋、刘渡舟、祝谌予、董建华等师长的亲自授课和辅导，并侍诊于道济、李介鸣、杨甲三等教授左右，得其心传和指点。良好的学习环境，名师的悉心指导、加之聪颖的天资、探赜的决心，使石教授如鱼得水，在浩瀚如烟的中医学知识宝库里废寝忘食，发奋攻读。历经 6 年勤奋学习，受益多多，为今后的发展奠定了深厚、坚实的基础。石教授学成后，踌躇满志，重返甘肃省中医院，愿将一腔热血浇洒在陇原大地上。工作期间又受益于甘肃名医席梁丞、窦伯清、周子骝的教诲，学验俱进，学术思想亦渐成风格。

一、博学靡究　审问慎思

石教授认为欲在临证得心应手，必须博览中医学之诸多著作。上至《内经》《难经》，下至近代医家之临证精华、无一不触及研究。石教授将中医四大经典熔为一炉，反复研习。认为四大经典乃中医之高深之作，欲为大医者，必须反复研讨，方能得其真谛和精华。石教授还认为医生意愈"难病"，非只学一二部著作可以，必须博学靡究。石教授非常推崇孙思邈在《千金要方·大医习业》中之谓："凡欲为大医，必须谙《素问》《甲乙》……又需涉猎群书，何者？若不读五经，不知有仁义之道，不读三史，不知有古今之事；不读诸子，睹事则不能默而识之；不读《内经》，则不知有慈悲喜舍之德；不读《庄》《老》，不能任真体运，则吉凶拘忌，触涂而生。至于五行休王，七耀天文，并需探赜。若能具而学之，则于医道无所滞碍，尽善尽美矣。"李时珍之所以成绩斐然，无他，"博学，无所弗瞷"，著《本草纲目》更是"子史经传，声韵农圃，医卜显相，华府诸家"无所不用。

石教授认为要掌握一门高深的理论，只埋头苦读，而不审问、慎思，只能是闭门造车、纸上谈兵，对医生临证诊病及理论的提高没有裨益。为医者必须"学""思"结合。"学"然后知不足，"思"才能思维敏捷，举一反三，触类旁通，否则有胶柱鼓瑟之虞。同时要重视临床实践，不经过临床实践，中医理论就不能理解。临床实践是学中医的基本功。中医说的生理病理在患者身上才能体现出来。中医的精华在临床，没有临床基础，教学和研究都做不好。

二、授业解惑　悲悯疾苦

石教授授业从不保留，教育后学应广收博采，"学之广在于不倦，不倦在于固志"。一个好的医生必须先有吃苦耐劳、甘于寂寞的精神，应先广范围的继承，其后再熟，尔后再精，并应"青出于蓝而胜于蓝"。要求学生既要善于继承，更要善于发扬光大。遇到学生有疑问者，则不厌其烦，反复讲解，直至学生眉头舒展。

1969 年石教授在担任甘肃省两年制西医学习中医班教学工作中，主要讲授中医基础、中医内科学、温病学等课程。石教授的讲解深入浅出，比喻形象，启发新知；善于归纳、便于记忆；旁征博引，倍受学员赞誉。

石教授虽工作繁忙，但仍挤时间竭力满足患者的诊疗要求。坚持每周抽 2 个晚上坐堂行医，求诊者盈庭。有时赶上工作抽不开身，便在工作结束后赶去为患者诊治。对患者态度和蔼，平易近人。他曾多次深入基层为省内医务人员讲授临床诊治技巧和医德医风建设，并反复地、语重心长地嘱咐广大医务工作者要尊重患者，爱护患者，体贴患者，要以救死扶伤、济世活人为宗旨。

三、著书立说 重视科研

石教授善于总结，勤于著书立说。曾主编有《中医基础理论》、《经方要义》《医门真传》，合编有《新编中医入门》《中医内科急症医案辑要》《中医药简易方选》《中医脉诊学》等著作；撰写发表了《胃气初探》《中医药治疗前列腺炎》等有慧根、有创意的学术论文多篇。

从著名医药专家的评价中可见一斑。如《"胃气"初探》一文，北京中医药大学董建华教授认为："作者将《内经》《难经》以来历代医家有关胃气的学说加以系统整理，并结合自己的体会从胃气的生理功能，胃气同五脏六腑的关系到诊断治疗，详细论证了胃气学说在辨证论治中的重要意义，有相当的深度，对临床实践具有重要的参考价值。"

北京中医药大学戈敬恒教授认为："该文作者引经据典，论证了'胃气'对人体生命与健康的重要性，并论述了'胃气'的含义，进一步从诊断、治疗上论证了'保胃气'的重要性，谈经透彻，有理有据，有充分的说服力。"

北京中医药大学颜正华教授认为："该文对中医学胃气学说作了系统全面的整理和总结，论文观点正确，论据充分，是一篇高水平的学术论文，对临床实践可以起到指导作用，为继承发扬中医学遗产做出了一定贡献。"

中国中医科学院研究员、北京中医药大学名誉教授谢海洲主任医师认为："该文从胃气的生理谈起，次论胃气在辨证论治的重要性，从诊断、治疗、养生诸方面详加论述，立论明确，层次分明，既有理论又切合实用，文字简明，逻辑性强，是理论与实践密切结合的一篇好文章。"

石教授虽然行政事务繁忙，却非常重视中医药理论与临床的科学研究。纵观中医学发展的历史长廊，主要是靠临床实践来验证理论的正确性。

要早日实现中医现代化，要使中医学走向全世界，就必须进行科学研究。由石教授主持研制的治疗慢性支气管炎、肺气肿的保健新药——福寿康胶囊，经基础和临床验证，疗效确切，已被甘肃省卫生厅批准生产。主持研制的国家级新药前列泰片，经卫生部批准在中国中医研究院广安门医院等五家医院对300例慢性前列腺炎患者使用，疗效确切，经卫生部新药审评会议的初审通过。

四、医术精湛 饫闻新知

石教授临证擅治疑难病，善调脾胃、肝胆，尤擅长于眩晕（梅尼埃病）、癫痫、崩漏、老年病等的诊治。30多年来曾诊治患者逾数万人。石教授的事迹曾先后在《甘肃日报》《人民日报》《健康报》及湖南、湖北、安徽等地报纸相继报道，受到了广大患者的一致好评。

如治梅尼埃病，不主张一味蛮补，而是采取利湿祛痰之法，往往一剂知，数剂已。如某医院一大夫患此病，住本院治疗半月不愈，头晕呕吐难以坐立。经人介绍求治于石教授，即按利湿祛痰法立方，1剂后即能坐立，3剂后症状悉除。

石教授临证用方，擅长经方。历代医家研究经方者摩肩接踵，但张谌曰："夫经方之难精，由来尚矣。"他潜心攻读，悉心钻研，对经方之研究可谓深矣，并能娴熟地应用于临床。如曾治一男子，因夏月进入冷库受凉，畏寒恶风，时轻时重，久治不愈，前医多以真武汤加味而罔效。石教授诊脉后认为，脉浮而缓，病程虽长，仍在肌表，用桂枝汤加味，数剂而愈。古人云："不学操缦，不能安弦也。"

尽管如此，石教授亦不废时方，认为中医发展史上所呈现的"经方派"和"时方派"，各有优势，各有长短，如能运用得当，均可获良效。如拘于门户，各执一偏，则害人误事。治冬春感冒，喜用银翘散和桑菊饮，治疗杂病，喜用逍遥散、补中益气汤、归脾汤等方。

石教授在医疗中还有以下特点。

1.坚持中医辨证论治原则

石教授认为临证治病，首要任务为诊病、识病。对于疾病的诊断强调必须明确属中医何病何证，又须明确属西医何病，如此才能胸有成竹。但在治疗上则强调宜严格遵守中医辨证论治的原则。石教授认为，中医的"证"，包括了病因、病机、病位、病性、邪正斗争的关系及疾病的转归，比较真实地反映了机体的内在本质，是非常科学的。切忌见"炎"就用清热解毒药，见"结石"就专用排石药这一类违背中医辨证论治原则的做法。实践证明，此观点是正确的。

2. 用药注重保护胃气

石教授认为胃气乃人体性命之根，乃洒陈六腑，和调五脏者也，为气血生化之源泉。胃气的有无、强弱直接关系着疾病的发生、发展与转归。经云"有胃气则生，无胃气则死"即是明训。石教授临证用药特别强调须注意保护胃气，对于慢性病则更是如此。不主张猛用浪剂，戕伤胃气。如曾治张某，患慢性前列腺炎已有数年，遍请名医，难获寸效。症见小便不畅、点滴而出，伴腰膝酸软、头晕目眩、耳鸣耳聋、疲乏无力等，石教授在补肾的同时，兼以调理中焦，获效满意。

3. 治疗慢性病，宜"医患结合，计划治疗，先行一步"

慢性病病程冗长，病机错综复杂。石教授针对其特点，参合多年临床经验，提出了"医患结合，计划治疗，先行一步"的十二字方针。所谓医患结合，石教授认为在诊治疾病时不能把患者放在被动盲从的位置，应该让患者知晓自己所患何病，治疗方案及与目前其他治疗方案上相较的优缺点；其次，慢性病病情迁延，许多患者心事重重，医生应耐心讲解，晓之以理，动之以情。如此患者才能积极配合医生的治疗，有利于病情的恢复，有利于患者生活质量的提高。

计划治疗：慢性疾病难速已，应有一个长期的治疗计划，既不可死守一方，亦不可换方过于频繁。尤其主张对于慢性病应在发病之前，先行一步，进行防治，贯彻中医"治未病"的思想，可以收到事半功倍的效果。如在治慢性支气管炎、肺气肿、肺源性心脏病时，常采用"春夏养阳，秋冬养阴"的治法，可使许多患者病情明显减轻，乃至控制复发。

几年来，石教授被邀请到日本、意大利、澳大利亚、新加坡等国讲学。先后与国际友人组织了在新加坡、兰州召开的第一、二届"中医与针灸走向世界国际学术研讨会"，为弘扬中华民族优秀文化遗产、为使更多国家的人民了解中医，为中医药走向世界做出了一定的贡献。国际友人曾盛赞曰："为了人类的健康，为了中医药走向世界，你应到世界各地去演讲，让更多的人了解中医，相信中医。"

几十年来，石教授为甘肃省中医药事业的发展和建设不辞辛劳，呕心沥血。跑遍遇了全省中医单位，是甘肃省中医院、甘肃中医学院（现为甘肃中医药大学）、甘肃省中医药研究院的创办人之一。全省地县中医院和民族医院的建设，都有他的一份心血。鉴于其在学术上取得的突出成绩和对全省中医药事业建设和发展做出的贡献，1993 年被卫生厅授予"甘肃省 1991—1992 年度皇甫谧中医药学奖"。石教授的事迹已被英国剑桥"世界名人传略中心"收录于世界名人录 12 版之中。

金色晚秋意风流。如今，石教授已逾花甲之年，"我以我生献中医，无怨无悔，无欲无求。"石教授仍将一如既往地继续为弘扬岐黄医术，振兴中医事业精勤不倦，深思竭虑，奔走呼吁，仍将一如既往地努力耕耘，无私奉献。

（甘肃省中医药研究院，李应寿，1996 年 3 月 25 日）

岁月如歌　忆往昔人间冷暖话中医

——访甘肃省卫生厅原副厅长石国璧

生于 20 世纪 30 年代，出身中医世家，担任副厅长 20 多年，在美国奋斗 10 年，丰富的人生阅历，让他对中医药发展割舍不下，"有话要说"。

他是北京中医药大学第一届毕业生，是"文革"后我国第一位担任省卫生厅副厅长的中医人，是甘肃省第一位兼有高级卫生专业技术职称的行政干部，也是全国卫生厅局长中在位时间最长的一位。

退休后他在美国打拼 10 多年，凭着中医临床的本事，开创了自己的"第二次人生"。3 年前发现患有膀胱癌，回国做了手术，现在依然每天勤于治学，关注中医的发展。他就是原甘肃省卫生厅副厅长兼甘肃省中医药研究院院长、主任中医师石国璧。

石老家中，保存着一份泛黄的 1985 年 3 月 19 日的《人民日报》，在第 3 版的中央，有一张大大的不是很清晰的照片，上面是石国璧在灯下给群众看病。那时的他年富力强，担任副厅长主持中医药管理工作已 11 年，虽然工作繁忙，但仍然每周挤出两个晚上，在兰州药材站青年门市部出诊。下基层或外出开会，也是一路走，一路给人看病。有时，他还利用个人给省里领导看病的机会，向他们宣传中医药，寻求工作支持。

谈到改革开放三十年中医药事业的变化，石老感慨地说："那真是大发展了！"1978 年以前，甘肃省只有两家中医单位，就是甘肃省中医院和甘肃省中医学校。现在已经发展到 88 所中医单位，其中中医医院和中西医结合医院 73 所、民族医院 10 所。

甘肃有一些藏医，但我国原来只承认他们是喇嘛，不承认是医生。1978 年，甘南藏族自治州夏河县从寺院请来 4 位老藏医，为他们单独盖了房子，成立了全国第一所国家办的独立的县级藏医院，不久甘南藏族自治州又成立了州藏医药研究所，为全国民族医药的发展起了带头作用。石老说："若没有改革开放，就不会有这一批民族医院和研究单位的成立，也不会有中藏医药事业的大发展。"

就这样，石老勤勤恳恳为甘肃中医药事业贡献了大半生。连他自己都没想到的是，1996 年在美国讲学期间，因为带着想看看中医药在美国人身上到底行不行的好奇心，他和老伴竟然留在纽约工作 10 多年。当时没有任何长期准备，鞋只带了一双，两个人的奋斗从在曼哈顿一家中国台湾人开的中医诊所打工开始。

刚到纽约的日子非常艰苦。60 多岁的年纪，每天早上 6 点起床，学习 2 小时英语，之后乘地铁到曼哈顿的中医诊所出诊，晚上回到纽约皇后区家中已是 10 点。石老想考针灸执照，需要大学的学分，他就辗转在美国十几家大学和年轻人一起填写考卷，进行入学考试。

知道他在国内的履历以后，周围人很不理解："您是省里卫生厅的领导啊，出门都有车派，为啥到这儿来吃苦啊？"石老谦和地笑着："来美国一切从零开始。咱们只往前看，不能往后看。"支撑他与老伴从"A、B、C"学习到可以用英语和患者熟练对话的，是中医实实在在的疗效。不借助一点西药，单凭辨证论治，用针灸和中药，就解决了困扰许多美国人的过敏、湿疹、哮喘、肿瘤等疑难杂病，两个人心中，深深为中医学的伟大感到自豪。2000 年，他们又独立在纽约开办了疑难病中医诊疗中心，靠着患者介绍患者，经营得不错。

若不是发现患有膀胱癌，石老还会继续在美国发展中医。经历了生死病痛，看过了人间冷暖，石老对中医药怀有更深的感情。他几次重复："中医实实在在是个宝，要实实在在发展。"他说，当前国内发展中医的局面已经打开，可以说是历史上"最好的时机"。有些具体问题应该趁此机会加以解决。

对此他有几条建议：

（1）以往的中医科研成果要大力宣传，推广应用，造福人民。如甘肃省中医院"针灸治疗细菌性痢疾的研究"，现在看也不过时，它用大量科学实验回答了为什么针灸能治愈细菌性痢疾。石老曾在新加坡、意大利、美国学术会上作了介绍，很受欢迎。这项研究证明针灸也能治疗急性病和传染病。

（2）有些疑难病，如过敏、哮喘、皮肤病、肿瘤等，在国外发病率很高，而且没什么好办法。可否针对这些中医有特色的病种，在国内创建特色专科医院，吸引国外患者。在国外很多肿瘤患者不是死于肿瘤，而是死于化疗引起的肾衰竭或其他并发症。

（3）中医正在大步走向全世界，在欧美等国家兴起。美国有很多所中医学院，学中医的白人比华人还多，而且很注重中医基本经典的学习。有些美国人对《易经》《孙子兵法》的研究，比我们一般人深刻得多。美国人讲实际，只要能解决他的问题，他就信任你。中医的疗效，正是走向世界的钥匙。我们不必急于国际化，而应办好自己的事情。

马骏

2008 年

名师真知传后学

——《医门真传》读后感

《医门真传》一书，由石国璧主编，人民卫生出版社 1990 年 7 月出版。该书系北京中医学院 1956 年级部分学生，把他们在校求学期间，跟随北京市及全国部分老中医学习时记录的老师口传心授的经验，经整理编辑成册。此书的大部分经验在本书作者 30 多年的临床实践中得到反复印证。确凿的效验，不仅说明了这些老中医的经验经得起反复验证，可成为世代相传的经验，而且对某些人说中医仅能见诸个案报道，很难重复验证的说法，作了有力的回击。因此是一笔非常宝贵的财富，我们应当学习和继承。

20 世纪 50~60 年代，我是北京中医学院的教师，也参加了临床教学工作。书中的名老有的是我的同事，有的也是我的老师，都比较熟悉，因此读过此书，倍感亲切，感慨万千，那时临床教学的情景仿佛就在眼前。

记得那时，我们上山下乡搞教学，一边临床，一边讲解，对所遇到的病证，我们是从证候分析、发病机制、分型论治等方面进行阐述，讲解中既有古籍依据，又有个人多年的经验，既不悖于古，又有创新，原原本本，不厌其烦地传授给青年一代。真正做到不仅是示范，而且是把着手教，直到学会才算罢休。

在这些老师当中，以秦伯未老最受同学欢迎，他既有丰富的临床经验，又有很高的理论素养，谙熟古籍，精通医理，善于写作，笔耕不辍。在写作上有几十年、几十本著作的经验，不论何种文体，在他老手里俯拾即得，妙笔生花。

任应秋老师理论娴熟、著述等身、讲课生动、联系广泛，十大经典著作个人都有索引，可以相互印证。他讲一次课等于讲一个专题，既有对前人认识的总结概括，又有对未来的展望，当时人人都喜欢听任老的课。任老不仅课讲得好，而且吃苦耐劳，忘我工作。记得有一年暑假，他连讲 20 余日，每日连讲 4 个小时，汗流浃背，不停地用湿毛巾擦汗。他说讲课是他的职责，他最喜欢，他这样说，也这样做，使我们深受感动。

传承集萃篇

207

任老对各家学说很有研究，他首先在全国提出将古代医学分为学派，此为他的创见，影响很大。任老当时除了讲述内经、伤寒、中医各家学说、医古文这几门课程外，还负责科研工作，制定8年、10年科研规划。每制定一个科研项目，他经过一段冥思苦想，打好腹稿之后，便一挥而就，即为一篇文字简练、有骨有肉的文稿，再读一遍，即可付印。我曾问他："为什么能写得这么快捷、这么好。"他说："这是小时学策试文论时练出来的，这没啥，只要功夫到了就行。"我们知道，"这没啥"是谦词，"工夫到了"才是关键所在。

章次公老师最著名的警句是"发皇古义，融汇新知"。他善于吸取前人的经验，融会现代科学知识。记得他讲中药学时，不仅尊重历代百家本草，结合临床实践，而且吸取现代科研成果，使"古义""新知"融为一体，指导临床实践。他不仅是理论家，而且也是实践家，曾在上海诊所每日门诊近百人次。我的老师徐衡之先生与章先生为老同学、老同事、老朋友，他曾告诉我临床医家中除了丁甘仁先生外，要算章次公先生了。章先生较早离开了我们，实在惋惜，好在他的经验已由其弟子朱良春老中医加以整理总结。我的宗兄谢淞穆先生也是章老的门生，他生前也写了不少文章使章老的部分经验得以流传……

书中的名老中医，代表了我国的中医水平，他们的经验十分宝贵，尤其是现在这些名老中医所剩无几，抢救他们的经验显得十分必要。该书的作者把他们当时随老师学到的经验编辑成册，广而告之，使之不至失传，对抢救老中医的经验起了很好的带头作用。该书主编煞费苦心，对振兴中医作了一件十分有益的工作，我认为该书写得很好，真人真事，不仅有较高的临床价值，而且有很大的现实意义。

但唯一缺憾就是搜罗的内容不够广，包罗的同学不够多，该书仅收载了47位同学所写的44位老师的经验，还有许多同学随老师学习到的经验未写进去，如山西的朱进忠同学随李翰卿老中医学习了几年，也帮他整理了很多东西；吕景山同学除以针灸为专业外，也整理出版了施今墨药对；王世民同学在中药方剂方面贡献较大，他也是善于学习老中医经验的一位，在东北锦州铁路局医院的李育才整理过祝谌予、李介鸣老师的经验；在北京的一些同学随姚正平、王鸿士、王大经、王为兰、宗维新、许公岩、房芝轩、房世鸿、申芝塘等老中医学到了不少经验，这次也未收载，非常遗憾。

我建议出续集，多多搜集些老师的经验，这对抢救和继承老中医经验，发展中医事业必将起到很大的推动作用。

谢海洲

论中医走向世界

——读《中医在美国——石国璧、张秀娟在美行医验案择录》

前段时间曾阅读李泽厚先生 2010 年和 2011 年的访谈录——《该中国哲学登场了》和《中国哲学如何登场》。"该登场"了表明时机具备、条件成熟，"如何登场"表明需要研究路径、确定方法、实现效果。我特别欣喜李先生的呼吁，中华五千年文明该为这个纷乱的世界进行整体诊治了，也是时候了。

正是在这样的语境和思考中，我阅读了石国璧、张秀娟先生的《中医在美国——石国璧、张秀娟在美行医验案择录》。全书生动展示了中医诊疗的效果和中医走向世界的可能性，详细介绍了在美行医的缘起和实例，并通过按语的形式把中西医对病因的认识和中医对疾病诊疗的辨证论治和所宗之经方及如何加减、诊疗效果等进行了翔实地记录，让外行者也能真切地感受到中医整体观念、辨证施治的优越性，尤其是全书中关于中医各方面问题的思考更是发人深省。

一、对中医和自身有充分的自信

作者留在美国，在我看来是缘于朋友的激将之法，而朋友之所以会激将或许更多的是缘于对作者中医造诣的肯定和相信。作者在访美准备回国时，一位朋友对他们说："美国这个地方竞争很激烈，讲真本事，若您们有真本事，您们就留下，假若没有真本事，您们就赶快回去吧。"于是，作者就决定暂时留下来，看一看自己的本事到底真不真、能不能站住脚，看一看中医在美国能否发扬光大。这几个看一看、能不能、真不真和这种用实践检查效果的心态其实是一种自信的表现。否则，若是滥竽充数，必然是"两股战战，几欲先走"了，岂能如作者一样在美国"一试"就是十一载。

从作者本人来讲，他们对中医有着深厚的感情，相信中医、学习中医、使用中医和弘扬中医贯穿始终。他们也具备在美国立足的本领。石国璧出身中医世家，系北京中医药大学本科的第一届毕业生，可谓既有家学渊源，又受过正规训练。张秀娟毕业于兰州医学院后又学习中医，可谓知彼后更知己，对中医有着更深切的体悟。而且，张秀娟留在美国时已50多岁，毅然从英文字母开始学起，经过苦学，用英语参加针灸考试并最终取得美国针灸执照。正是他们对中医的相信和对自身的自信，使中医在美国有了存在的可能和先决条件。也正如作者在书中所言"医生参加抢救也好，治疗也好，必须坚定医生自己的信心，不能望病退却……""中医药疗效是中医药走向世界、走向各国的基本途径和钥匙，谁也阻挡不了"。作者对中医药疗效是深信不疑的。

二、加强对中医治疗的科学研究

在美国，中医被纳入食品范围进行管理，美国人也往往是抱着试试看的心态进行中医就诊。但同为中医药范围的针灸却被美国纳入常规医疗保健系统，原因是美国《纽约时报》的著名记者詹姆斯·赖斯顿在1971年撰写的其在华接受针灸治疗详细经历的文章，引发了美国的针灸热，加之针灸良好的治疗效果，最终为美国政府所承认。可见，美国人注重的是就诊后的实际疗效。作者在美国行医的经验也表明，只要中医药能产生确切的疗效，美国人便会相信甚至口耳相传介绍其他患者前来诊治。作者在美国明显改善或治好了很多西医无从下手甚至根本无法治愈的疾病，为许多患者带来了幸福和健康，患者也往往直呼中医"神奇"。如新泽西州一名55岁美国女性，每天夜间出汗很多，有时衣衫全湿，需要半夜更衣方能睡觉，有时更甚者要换两次衣服。患者十分苦恼。夜间无论是睡着还是醒着都出汗，夏天轻、冬天重，已20多年。曾去过好多医院，西医检查一切正常，给服用激素，也找过中医治疗，但治疗均无效果。症状表现为小便次数多，怕热，口干。在作者的治疗下，长达20余年的痼疾经服1个月的中药就得到治愈。相信了作者的诊治后，该女士又坚持服用中药，前后达1年7个月，彻底治好了夜汗症及尿急和夜尿频多，同时让她精神也好了很多，精力旺盛。除类似疑难杂症，西医对某些疾病如过敏、高血压、糖尿病、不育、不孕等疾病的治疗很棘手。"（过敏）类似的患者在美国碰到很多，西医说是过敏，是什么过敏？他们也说不清。要做过敏原试验很复杂，即使做了，往往对几种过敏原都敏感，医生很难作出明确的判断，一般给些对症的止痒药和抗过敏药，不能解决问题。"在肿瘤的治疗上，西医除手术外也只是一味地使用放、化疗去被迫地延缓患者的生命，导致患者后期生活质量很低，乏善可陈，作者对此指出："化疗使患者上吐下泻，红白细胞大量下降甚至肾衰竭，以什么抵抗疾病？不死亦亡。应当重新审视化疗的作用。治肿瘤，也应该以人为本，遵守'存津液，保胃气'的原则。""多么希望有一所像样的中医肿瘤医院，让我们不受外界干扰地为患者按中医辨证施治，中药、针灸等多种疗法综合治之，看到的结果如何，现在只能被动地改善化疗的不良反应……"

为什么西医长时间内或根本无法治愈的疾病，在中医的治疗下会产生"看似"神奇的效果？其中的根本原因是中西医理论指导下的治病方法不同。钱学森先生早在多年前就对中医药的理论进行过精辟的论道。中医的理念是系统观的，这是科学的。中医的特点在于从整体、系统的角度来看问题，而这些是西医的严重缺点。人体就是开放的复杂巨系统，不仅仅是系统，更不是简单系统。一要注意不搞机械唯物论，盲目相信仪器；二要注意不搞简单化，把人体当作简单系统。仪器读数是表象，深层实质是复杂的，决不能"一对一"。请注意在复杂巨系统前面的"开放的"这三个字。开放是说人体这一复杂巨系统是与其周围环境有不断交往的：小的是呼吸、饮食、排便，还有声光信息的收与发；大一点如人生活的环境既对人有影响，而环境又不断受人的影响与改造；再大一点的就是阳光、空间磁场、宇宙线对人体的作用。所以人体是对小到生活周围，大到宇宙，都有交往，都是开放的。目前我们知识的局限性导致好多现象讲不清。所以国外医学家倒反而对中医理论很感兴趣。要解决这个问题就必须启发诱导西医论者认识今天人体科学的实际。中医讲究意识、情绪的重要性，这又是西医论者的大忌！他们以为讲科学就不能讲意识，不能讲精神，这也是个误解。现在科学早已证明意识和精神不过是物质的大脑活动的表现而已，没有什么可以大惊小怪的；也因此意识和精神可以反作用于人体。在论述中医理念科学性的同时，钱老也指出，中医理论是经典意义上的自然哲学，而不是自然科学，它必然包括一些猜测、臆想的东西，并独立于现代科学之外。

因此，要将中医发扬光大，必须加强中医的研究，实现中医现代化。也正是在这个意义上，作者结合诊疗提出了许多切中肯綮的呼吁，如"治疗皮肤病，中医重在内治，全身调整，光止痒不能解决问题……中医为什么能治愈？我们说的利湿、祛风、健脾，把什么问题解决了？改变体内什么？能用现代科学术语加以解释，这就是创新，这就是世界水平。我们热切盼望中国中医药研究机构，在这方面能有新的作为""应当请研究机构通过实验研究，凉血、祛风药把什么问题解决了，利湿又把什么利掉了……中医关于'湿'的论述很独特，很有研究的价值。假若我们能用现代科学语言，把湿邪致病的机制讲清楚，就是一大创新，可能使医学前进一大步""遗尿是（中老年女性）常见症状之一。西医目前缺乏有效的药物治疗，而我们用补肾之法，治疗有效，很受欢迎，这也是中医治疗的一个长项。我们希望国内的研究机构能通过研究给予科学的说明，肾虚为什么膀胱失约，通过治疗把什么问题解决了？能科学地说明了，那就是创新和发展。西医以往的解释是中老年膀胱括约肌松弛，那么我们通过补肾，怎么能使松弛的括约肌不松弛了呢？"不同于钱老在理论上的创新，作者在长期的实践中提出了实现中医现代化的一些问题，顺着"认真研究上述问题"之"藤"，我们自然会摸到"中医现代化"的"瓜"。

三、当前应着重加强的几项工作

在加强中医科学研究的同时，作者在书中也提到了很多现实中存在或需改进的针对性很强的问题，如西医化倾向明显及中医人才队伍匮乏、重视和继承中医经典不够、中医基础亟待加强，并提出了建设性意见。

（1）注重中医人才培养和医院建设。根据中国科学技术信息研究所中医药战略研究课题组的统计，1949年我国人口不足5亿人，中医人数为50万人。2003年我国人口增至近13亿人，中医执业医师人数49万人，其中真正用中医思路看病的不过3万人，而且几乎都是50岁以上的老医师。在全国等级医院方面，以西医占绝对优势的综合和专科医院与中医院之比约为6：1，且中医院规模远远小于西医院。据2003年的统计，全国医药高等院校共136所，西医院校104所，中医院校32所，中西医院校之比为3：1，且中医院校规模均小得多，教学条件、环境及经费投入均与西医学院校相距甚远。现在的等级中医院西化倾向严重。在这些中医医院中，查病主要靠西医仪器来检测与化验，断病主要靠化验单数据来判定，处方主要按西医思维与理论来开方治病，治疗则是中药西药并用，疗效主要靠西医仪器来检验。正如作者在书中指出，中医院校培养的学生，不会用中医看病，许多汤头、药性不会背、不了解……弹指六十余年，情形有所好转，但是不容太乐观。因此，作者提出在加强中医人才院校培养的同时，中医传统的师带徒这一条培养模式不能丢。这种传统的培养人才的方法是院校培养替代不了的。当然院校培养和师带徒各有优缺点，如何扬长避短、有机结合，是国家有关管理层需要深入考虑的问题。

（2）注重中医经典的活学活用和临床实践。作者在治疗医案举例中，几乎每个按语中都有宗某某汤加减，可见作者治疗不循大方、奇方，以经方的加减变化为主，力求轻灵、方便、有效。作者在书中还提到了自己的父辈及老师，老师的师兄乃至自己的师爷对《黄帝内经》《伤寒论》《金匮要略》《神农本草经》等中医经典所掌握的熟练程度，那种虽不能至而心向往之的情景跃然纸上，让人深切地感受到一个老中医对中医经典的尊重和推崇，以及中医几千年临床经验所形成的经方的重要性。钱学森先生就此曾指出：人的一生是有变化的，生、老、病、死，但模式基本一样，在几千年中重复了亿万次，所以医学，特别是中医，是有经验基础的。中国有名的中医都是根据自己行医经验对医方做些适当变动，这才是名医，不是庸医。作者在书中还提出中医是一门实践性很强的医学。中医学讲的生理、病理都在患者身上。它不像西医基础课有实验室，中医课的实验室就是患者。离开了患者，阴阳五行、虚实寒热、表里阴阳什么也看不见了。所以中医院校教学，必须早临床、多临床。另外，作者还指出，国内中医院把内科与针灸、按摩、拔火罐分科设置，给患者带来不便，也不利于发挥中医的传统优势。

（3）注重中医的宣传和普及。作者在治疗中曾给家属讲，治病不能打保票，否则就有些江湖气了。避免中医诊疗过程中的江湖气是实现中医现代化和让那些反对中医的人无话可说的很重要环节。个人理解，所谓江湖气是指明知不可为之事而装腔作势许出一个美好的结果和愿望，最终却往往是事与愿违。而且，江湖气往往与庸医一体两面，类似中医江湖气的例子的确不少，如广为人知的鲁迅先生的父亲即为庸医所治而死、"神奇"的张悟本则号称能包治百病……与西医相比，为什么中医更有可能成为庸医或江湖骗子的温床，除了钱老提到的中医属于自然哲学、带有一定的臆想和猜测的成分外，对中医的宣传和普及工作不够深入也是一个重要原因。在某些人的眼中，中医就是偏方，甚至不断宣扬偏方治大病。从作者的行医经验和书中行医案例择录来看，真正有疗效的还是根据患者的实际情况辨证施治。要通过宣传和普及，让群众更多地知道中医是科学的，有科学的理论和依据，而不是偏方、方术，更不是封建迷信。应在日常生活中注重中医养生知识的宣传和普及，许多人在年轻时无度地消耗身体，而一出现疾病则要求立竿见影的治疗效果，有谁像保养汽车那样保养过自己的身体呢？

（4）积极做好中医走向世界的准备工作。作者在书中指出，现在要把自己的事情做好，把中医药、针灸等用词翻译规范化。现在翻译比较乱，有好多版本。中医药用词的翻译话语权在中国，应该组织力量做好这件事，对我们和世界各国都有好处。主张针灸、经络、穴名、中药药名等尽量音译，保持原来的名称……中医药名词用音译，然后加以解释，外国人也能理解，他们来到中国与同行交流也方便。对此问题，钱学森先生也提出要把中医理论、中医医理，用现代语言、马克思主义哲学的辩证唯物主义来阐述清楚，写出一套现代的中医书籍。

当然，中医发展的仅局限于上述工作是远远不够的，钱学森先生指出：医学的发展方向是中医，而不是西医，西医也要走到中医的道路上来。用中医化西医，使中医理论最后脱离"自然哲学"，变成一部人和环境相互作用的唯象科学。中医要是真正搞清楚了以后，要影响整个科学技术，要引起科学革命。但是，发展中医仅有像钱老那样具备远见卓识的科学家和石、张二位先生那样医术高超、有责任感和使命感的中医工作者是不够的，而是要进行国家动员，因为这不仅仅是关系中医，更是关系人类福祉的大事。

祖先已经为我们创造出了中医，我们应该丢弃百年来的民族自卑，坚决纠正当下一边倒地崇拜和发展西医的错误做法，树立中医自信，在世界视野下以中医为基础，发展出造福全人类的新医学。

胡洪亮

问道岐黄八十载，矢志求索中医路

——雅轩专访石国璧（上）

有一位老先生从陇上走来，

他出身中医世家，

他是北中医首届高材生，

他是甘肃省卫生厅副厅长，

他退休后在美国讲学行医十余年……

大学读书期间，他曾联合同学上书国务院，为学校的建设献言献策，引起国家领导人对北中医的重视，周总理亲自主持会议解决北中医的建设问题，决定北中医就在北京办好，校址由国务院副秘书长会同北京市解决，教员从全国调配，加速了北中医初期的建设；任职副厅长期间依然每周坚持出2次门诊；他曾多次带领医疗队，奔赴灾区，用中医药方法抗击白喉、霍乱、克山病等传染病，曾经接诊的70余例白喉患者无一死亡；退休后从零开始，远赴美国，克服了语言交流、从业资格、经济条件等诸多障碍，讲学行医历经十余年，在外国人的身上验证着中医药的神奇。

他是石国璧，从医 63 载，今年 81 岁，

有如璧玉在漫长人生岁月的洗礼中愈发温润、珍贵，

60 多个春秋里写满了他对中医事业的热爱与执着，

写满了他在中医道路上的传奇经历，

如今，他重返母校北京中医药大学，

接受医道雅轩独家专访，

穿越岁月沧桑，依然在用生命传承着原汁原味的中医。

（下文"石"代表石国璧；"张"代表石老的夫人张秀娟；"记"代表记者）

石国璧——国医之璧

中医之于石老

是人生的启蒙

    ——石老谈童年的成长历程

是人生的信念

    ——石老谈执着追求中医事业的动力

是人生的求索

    ——石老谈求学北中医的经历

是人生的回忆

    ——石老谈最难忘一次的临床经历

是人生的突破

    ——石老谈在美国行医的心路历程

一、中医——人生的启蒙

记：出生于中医世家，您在怎样的环境下成长？这对您一生的中医之路产生了怎样的影响？

石：我的祖母和父亲都是中医，尤其是我父亲是科班中医，我父亲字写得非常好。他从《四书》《五经》读起，读完去拜老师学中医，学成后开始悬壶济世。我从小就在这种环境中长大的，中学以前是没有接触过西医的。1949 年那会甘肃的很多县城里是没有县医院的，部分有医院的也只是 1、2 个医生。那时有人统计，全甘肃就只有 12 个西医师，主要在兰州这种省会大城市。老百姓们有了病都是看中医，去中医师开的药店，中医大夫坐堂，患者看完病配完药就走了。如果患者病重了，就请医生去家里看病，再配药，都是这样的形式。我从小就生活在这样的环境，家里有个药店，现在看就是个中医诊所吧。父亲给患者看病，然后配药。

我很小就认识了当归、川芎这些药材；就知道藿香正气丸是治什么病的，肚子疼、胃疼就吃藿香正气丸，吃上就管用。平常看见父亲治的那些病，确实是效果很好。那时候农村人容易长脓包疮，反复迁延，很难医治，我父亲就自制一种药叫"一扫光"，里面含有苍术、黄柏、黄连等药材，做成药粉，配上香油，敷在脓疮处，敷上几次就好了。我小时候割麦子的时候，不小心镰刀把手划了一下，血淌出来了，父亲就在地里采上小蓟一捏，贴在伤口处，血马上就止住了，小蓟是止血的，一下子就在我脑子里留下了深刻的印象，我一辈子都忘不了。父亲出去采药的时候有时会把我带上，一边采药，一边告诉我这个是防风，那个是蒲公英，这个是地丁……采回来以后洗药、切药、炮制。那会我就帮着烧火、拉风箱，父亲就炒药，像枳壳用麸皮炒、白术用土炒等等，包括炒到什么火候，我都看得清清楚楚。很多东西就在我脑子里记下了，我从小就没有怀疑过中医的疗效，因为看得太多了。

1935 年，红军长征到我们那里，我们那里属于陕甘宁边区（甘肃宁县），当时红军就驻扎在我们村，有些住在我们家，我父亲就给伤病员看病。后来 1940 年的时候国共摩擦，打了一仗，红军向后撤了几十里，我们那个地方就成了国民党的统治区了，特务向国民党反映说我父亲给红军看过病，国民党就把我父亲抓起来了，对我父亲严刑拷打。我家那时相当困难，母亲带着我们几个孩子，没有生活来源，就靠着亲戚的救济生活。国民党监狱不管饭，我还得给我父亲送饭，一天送两次饭，那会我才五六岁。途中会路过一个地主家，他家有只大黄狗，那狗特别凶，我特别害怕，每次路过那里都很犯怵。有一次，国民党让每家都派一个人去挖战壕，我们家里没有人，我就去了。邻居家还有个小孩也去挖战壕，我俩就比赛，看谁锹土锹得远，结果监工过来了，给了我两耳光，把我脸都打肿了。我父亲后来又被抓进监狱一次，但是我父亲依然不改变立场，1948 年那时彭德怀带着部队从宝鸡那边过来进入边区，路过我们那里，就有些伤病员，国民党就到处抓这些伤病员。我父亲就把其中一个解放军伤员藏在一个破窑洞里，每天送饭、换药，把病给治好了，一直照顾到解放。在当时是冒着很大的风险，但我父亲就凭着"患者要救"的信念坚持着。

我曾写了一篇文章《父亲把我领上学医之路》，我认为他老人家，不光是一名医生，还是一名教育家。我小时候，他就教导我人要诚实，要实在，要做到"老吾老以及人之老，幼吾幼以及人之幼""己所不欲，勿施于人"，反复给我讲这些。对于医学做学问，我父亲就说，你要记住这句话"人一能之，己百之；人十能之，己千之。"别人一次能学会，你一百次也得学会；别人十次能学会，你学一千次总能学会。这句话一直刻在我的脑子里，所以我在学习上一直都不服输！我和张老师在美国的时候，刚开始的时候相当艰苦。我就有那个信心，别人能站住脚，我也能。我就要看看中医在美国人身上灵不灵，主要是这个思想信念在支撑。

二、中医——人生的信念

记：是怎样的动力让您一生执着追求中医事业？

石：我从小就没有怀疑过中医的效果，从小就耳濡目染，我们家所有病都是中医来看。我和我母亲得的肠伤寒很严重，几乎快死了，都是我父亲用中医中药治好的。对于中医的效果我就没有怀疑过。

还有一个是我工作后两次和农民同吃、同住、同劳动，与劳动人民建立了很深的感情。在甘肃最穷的地方，我待了两年，现在我一想到那两年，就是贫苦农民的生活场景，我当时住的地方，全家一冬天可能只有一条棉裤，甚至都没有，有单裤穿都算好的。床上没有席，吃的是棒子面糊糊，拌着野菜，很艰苦。现在国家扶贫做得比较好，这些基本上都做到了。但是说要拿出很多钱来看病，还是做不到的，靠种庄稼的收入毕竟是有限的，看病难、看病贵的问题对于农民来说尤为明显，所以他们有病了怎么办？你知道了他们的现状，作为一名中医能够为他们看病，为他们解决医疗问题，你就会觉得很有意义和价值。这也是支撑我的动力之一。因此我也有一个坚定的信念，国家若不大力发展中医事业，要解决农民看病难、看病贵的问题那将是一句空话。

中医是我们传统文化的瑰宝，是我国人民和疾病做斗争的经验总结。有丰富的内涵。中医看病不受地点、时间、条件限制，在不在医院、有没有检查设备没有关系，这也是我从政后仍然能坚持看病的原因之一；只要有疗效，患者就找你。我下乡、出差、开会走到哪看到哪，虽然累一些，看到能帮到患者，心里也高兴。

三、中医——人生的求索

记：作为北京中医药大学首届毕业生，您求学北中医时最大的收获是什么？有什么学习经验与我们分享？

石：

（一）师生情感

我现在想起来，我觉得我最大的收获就是结识了一批全国优秀的、高水平的、一流的好老师，这是我一生都受益的。秦伯未、任应秋、刘渡舟、方鸣谦、陈慎吾、祝谌予、于道济、李介鸣、董建华、杨甲三、孙华士、谢海洲、耿鉴庭、刘弼臣等中医老师；教西医基础课的有邱树华、刘国隆、巩固本、陶晋舆、曹治权、齐治甲、刘建国、贲长恩、金恩波等老师，这些老师都是全国一流的高水平的，带着我们学习，给我们讲课，而且他们真的是"爱生如子"。我们后来虽然耽误了些课程，但在补课的时候，秦伯未老师和任应秋老师又把《内经》给我们讲了一遍。他们除了大课堂讲课以外，还会用课余时间给我们辅导，每礼拜一、三、五晚上辅导张景岳的《类经》，一字一句地给我们讲解。有一次，任老的女儿发高热，任老照顾了一夜没有睡觉，眼睛都熬红了，依然坚持给我们辅导，我跟任老说："任老您今天太累了先休息一天吧。"任老说："不行，我得抓紧时间给你们讲解，因为你们在校时间不长了。"让我们非常感动。

我上大学之前的老师是张汉祥老师，张老师和方鸣谦、方和谦老师是师兄弟，当年都是拜方鸣谦老师的父亲学的中医，后来日本人占领北京后，张老师去了甘肃，我在甘肃省中医院工作时跟张老师侍诊、学习。我考取北京中医学院以后，张汉祥老师带我去拜访方鸣谦老师，跟我说这是你方伯父，以后跟着你伯父好好学。方伯父就让我礼拜天去他家，给我讲他的经验，有时留我吃完饭才回学校。许多老师都是这样，那真是爱生如子，拿我们当成自己的孩子一样看待。毕业以后，好多老师依然是只要有机会还给我们传授经验。刘渡舟老师1970年到甘肃去参加一个中医培训班，我去接待的他们，刘老晚上在饭店里就把他的经验讲给我，治什么病用什么方子，他看病我就跟着他抄方子。董建华老师去甘肃会诊看病，也把我叫上，我就在旁边跟着抄方子。这些老师不管我们在学校，还是毕业后，都把我们当自己孩子一样对待。老师都亲切地叫我国壁。

一个好大学好在哪里，最主要的是有好老师，没有好老师，是出不了好学生的。我们这一期学生之所以学得好，很大程度与这一批高水平的好老师有关系。他们白天带我们出诊，晚上给我们讲课，恨不得倾囊相授，就怕我们知道得太少，这种师生之间的感情是没办法讲的。现在的教师有些是缺少这种感情的。以上是第一点。

（二）临床实践

我们上山下乡、下矿、下军营的经历。我们读大学的时候，一上学就是《内经》《伤寒论》《神农本草经》，并且是按原文讲的。一直讲到1958年我们去门头沟见习，去门头沟见习了一个来月，收获很大。1959 年从 3 月 5 日开始，全年级又一次到矿区实习，去城子矿、门头沟、小黑山，去那里的医院实习 4 个多月，老师也是白天出门诊，晚上讲课，没有节假日，也没有休息日。我这 6 年里收获最大的是临床实践。

1958 年我们是第一次去门头沟煤矿见习。我们晚上睡在针灸床上，白天把铺盖一卷，就给工人看病。老师白天带我们出诊，晚上给我们上课。当时是杨甲三老师是指导老师，有一个患者我印象特别深，截瘫，下半身不能动，第一次看病是拿门板抬进来的。杨老师就给他做针灸、配药。治到第三次，就可以自己走进来了。以后我碰见这类患者，我也用杨老师的方法，针灸加中药治疗，也都治好了。现在回想起来，老师当年上课讲的那些东西印象相对会淡些，但是临床上看的病例，都是亲眼见到的患者，亲眼见着他们是如何被治好的，这些东西就忘不了，到现在印象依然都很深刻。有人说，上山下乡耽误了学习时间，但是我现在觉得，上山下乡是耽误了一些上课时间，但是在临床实践中接受的教育却让我们受益一辈子。我们接触到了中医临床之后，中医专业思想、中医思维和信念得到巩固了。

譬如中医书上的危证，有哪些症状表现，我们在 1961 年抢救人命的时候，都见到了。患者危候循衣摸床、喃喃自语是什么样子，都看到了。还有一个患者是痢疾，开始的时候脉又沉又细，没有力量。突然有一天患者脉搏很大，我当时还很高兴，因为是一个十八九岁的小伙子，这脉起来了，以为是病好转了。但是过了一会患者就死了。这时候我才认识到《濒湖脉学》里的那句口诀："浮脉唯从肉上行，如循榆荚似毛轻。三秋得令知无恙，久病逢之却可惊。"久病碰见浮大脉，是危候。我才体会到李时珍的脉学是从实践中总结的，不是凭空得来的。这些东西是在书本上看不到的，这些例子亲眼见了之后，我一辈子都忘不了。

（三）适当地参加社会工作和劳动

1959 年从 3 月 5 号，我们去城子矿实习，去了 20 多个同学 4 位指导老师，当时学校没有派老师带队，让我和张吉两个人带队。我参加矿党委会，从矿领导处了解矿上的先进人物、先进事迹，回来和文娱委员（就是后来的甘肃中医学院院长贾斌）一说，他一布置，大家就编节目，编完就在广播上播放，工人一听哪里来的这些人，对我们这么熟悉，都觉得很惊讶。那时我们进食堂先不吃饭，帮着洗碗、洗碟子、择菜、洗菜，做完了我们再吃饭。

大师父们都觉得这些大学生没有一点架子，真是我们工人的大学生。食堂大师父说："不管是几点，只要北京中医学院的师生来，24小时都有饭吃。"工人看完病后，有些人不会熬药，我们就熬好了给送过去。我们到工人单身宿舍，有些被子好久没拆洗了，女同学就帮人拆洗。好多工人都感动得掉泪，我们走的时候，700多名工人自发地送我们到火车站，难舍难分。所以当时在城子矿下矿的三十几个学校中，反映最好的就是我们学校。后来城子矿就作为我们长期的实习基地。

建校初期我们经常参加劳动。咱们学校建校的时候初期在北门仓，后在海运仓，海运仓院子里有好几座庙，因为那块地要盖楼，庙就给拆了。那个庙的大梁是上好楠木，拿一把锯子都锯不动，特别结实，也特别重，拆下来之后，很多人一起都搬不动，我找了八九个力气大的同学，一抬就给抬走了。我们去城子矿实习时，一个礼拜要下两次矿井，采煤的那些程序，除了打眼、放炮没做过，其他都做了。劳动完了以后，从矿井出来，吐的痰都是黑的。参加十三陵劳动，是往汽车上装沙石子。别人一担子担两个筐，我一担子担4个筐。那时候力气大得很，结果把挺厚的扁担都弄折了。我们和解放军做比赛，4分钟装一车沙子，速度很快。所以从十三陵劳动以后，每当遇到劳动时，同学都会和十三陵劳动相比，强度差远了，我们就不怕了。每年我们去农村给农民看病、劳动。美国人现在也把孩子送到农村去学习，见见农村的样子，咱们也可以在短时期内把孩子送到农村去体验一下有好处。

记：您从这些劳动中收获了什么？

石：对身体的锻炼和体验生活都有益处。还有一点就是和工人、农民的感情不一样了，因为你就知道了，工人、农民一年四季的劳动是不简单的。你就会千方百计地要为他们解决问题。为什么要给他们拆洗被子、洗衣服、熬药，都是因为对工人的感情变化了。我在学校的时候是团总支书记、党支部组织委员，我总是劳动在前，同学们都很尊重我。那时候学校没有专职的管理老师，做学生工作，都是我们自己管理自己。约我谈话的同学很多，都得排队，在晚饭后排上一两个同学，谈完都10点多了，我才到会议室里看书，看到凌晨一两点钟。我上大学之前，已经当了3年大夫了，就不存在专业思想问题了，所以就能给别人做思想工作。我当时把报纸和参考消息里的内容综合一下，过一个时期给大家做个时事报告，同学们都很爱听。当然在当时的背景下，我也说过错话，对此我在校庆30周年同学聚会上做过自我批评，向有些同学做过道歉。

人的一生大学时代就是黄金时代。我的大学时期，现在回忆起来，社会工作占据我时间太多。那时候团总支底下有5个支部，我要布置工作；同时我还是党支部的组织委员，这六年我们吸收了16个党员，并且有些同学的材料不足，都是我们自己去调查的。有一个同学是河南的，材料里没有家庭成分证明，支部要讨论她能否入党，我亲自跑去调查的。中间经历了很多困难，终于把材料调查回来，毕业前把这位同学的入党手续办了。这些社会工作占用了很多时间，当时学校规定同学都是六点起床，我就提前到五点起床，念一个小时的伤寒论、汤头歌等。我就感觉这六年我的社会工作太多，如果不是被占了这些时间，我学得会更扎实的。

四、中医——人生的回忆

记：能否给我们讲讲您行医60余年的过程中最难忘的一次临床经历？

石：我跟着我父亲的时候，印象最深的一次是搐麻病，抽搐的那种，西医说是缺钙，现在看来不完全是缺钙的问题，光补钙也不能完全治愈。我父亲给患者扎针、吃药，很快就解决问题了。还有就是上学期间杨甲三老师带我们到门头沟实习时，治疗的一个截瘫患者，开始时是几个人拿门板抬进来的，治到第三次是拄上拐棍自己走进来的。这些例子很多了。也有些是我自己看好的，有一个患者，感冒后在卫生所治疗，拿的退热药，吃的患者大汗出、体虚、走路都走不动。我就用苓桂术甘汤加减，几剂药吃了以后，咳痰少了、人也精神了。还有个患者也是感冒以后咳嗽，西医诊断是气管炎，用了很长一段时间的抗生素都不好，我看完以后，诊断为脾虚，用的是补中益气汤加减，吃完药就一次比一次好。实习完以后我们都要写心得的，我就写了一个"论补土生金"。我从补土生金，想到了中医的胃气，所以我的毕业论文就叫"试论胃气"，结果毕业典礼上任应秋老师代表教师讲话时，还表扬了我的毕业论文，他说我的论文把胃气讲得好，还有针灸的内容，因为我用了一句话"要想身体安，三里常不干"。常针灸足三里有养护胃气的作用。

现在回想起来，在学校学习的讲课内容有些印象不太深刻了，但是在临床实践当中学到的，印象特别深。例如城子矿还有一个工人，感冒以后，受凉，阴茎向肚子方向回抽，工人害怕影响小便，自己想办法用绳子拴住阴茎，绑在腰上。孙华士老师一看，为寒中少阴，麻黄附子细辛汤，几剂药

传承集萃篇

就解决了。我俩在美国也碰见过这类患者，西医没办法，全身系统检查了3次都没问题，我俩一看，寒中少阴，麻黄附子细辛汤，就见效了，很快就好了。

五、中医——人生的突破

记：您去美国的初衷是什么呢？

石：有一个美国朋友邀请我去讲学，一直没有安排开时间，我退休以后他又邀请我们俩去讲学，我们讲完了就准备回国了。有许多朋友劝我们留下来，他们说："你退休了，急急忙忙回去干什么？留下看看美国吧。"有一个朋友就用激将法，说："美国是个竞争激烈的地方，有真本事你就待下，没真本事你就走。"我说："我就要看一下，我的本事真不真。"实际我也想看一下中医在美国人身上灵不灵。

我们俩租了一间房子，空空的，什么都没有，我女儿的一个同学给我借了一床被子，借了一个床单，就铺在地板上睡觉，我们俩看到外面有人扔出来的床垫，就搬回来用。美国没有收废品的，都是垃圾车来拉，只要在规定时间把不要的东西按规定分类放在外面就行，垃圾车过来就拉走了，我俩看见别人有比较好的床垫，就把原先用烂的扔出去换一个。电视机、家具基本上都是外面捡的，或者朋友送的，吃饭就吃简单的，连理发的钱都节省，我头发长的盖着耳朵了，都是张老师给我剪的。

张：他头发长了我给他剪，就为省那点理发钱。因为还不知道新的一天能不能挣到钱。房租要付，生活费要有，交通费要支出，这些都是必须支出的。所以该省的一定要省。

石：朋友跟我们讲，来到美国之后，一切从零开始，不能向后看，只能向前看。向后看我当过厅长，国内我还有房子，出门有车坐，和在美国的生活相比简直是天上地下，所以我只能往前看。我是憋了一股劲，别人能站住脚我也一定能站住，我就是要看看中医的疗效。

记：您在《中医在美国》一书中也提及与张老师初到美国时遇到的一些困难，又是什么力量支撑着您二位走下去？

石：那会真是又聋又哑又瞎。路上标的全是英语，人家说话听不懂，很麻烦。我们俩开始在英语学院学英语，半年交了几百块钱，早上我们俩6点多就起床往英语学院跑，8~10点学两个小时英语，10点我就赶快坐地铁去打工，我打工那地方坐地铁得一个小时，地铁完了以后跑着过几个街口上班，上班时间是早上 11 点到晚上 8:30，九个半小时，有时候 8:30 还走不了。下了地铁我还得跑十几分钟到二十分钟才能到我家。

有了针灸执照以后，我们俩开了个诊所，比打工好。打工我什么样的老板都遇到过，有的老板真差劲，他不懂专业知识他还指挥你。我最后一个老板是中国台湾人，我问他："你为什么对职工这么好？"他说："我也是从打工开始的，我不打工我怎么知道这个企业是怎么管理的，我也能体会打工的难处。"

张：考针灸执照的时候，先是他拿中文考，考完了他还要英语的 3 个大学学分，但是对老人家来说太困难了。我就拿英语考。

石：要么是托福及格，要么是要 3 个大学学分，我就为那 3 个大学学分费脑筋了，我俩跑了纽约的好多大学，最后纽约大学给我入学通知，让我去参加入学考试，拿上高中毕业证明，进了考场，发现都是青年学生，发了一大堆考卷和入学登记表，我看着这一大堆考卷就发呆了，旁边一位姑娘对我说："你赶快答吧，还坐下发愣干什么？"我正要答呢，监考过来了，他看我戴着老花镜，戴着助听器，他说我："你不在这儿考。"我问他在哪里考，他说："你去参加残疾人考试。"我询问残疾人在哪儿考，他让我去问办公室。我俩到了办公室，他问我是什么残疾，我说我耳聋。他又问我会不会手语，我说我不会，他说不会手语不能参加考试，我们俩就又走了好几个大学，最后有两个大学给我寄来入学通知，但是我们俩考虑到入学以后，得等语言过关了，才能开始学有学分的课，她一算至少得两年，比较困难。别人给我们出主意让我们考照相专业容易点，但我俩咨询教育部门，说照相、艺术都不能算学分。并且医学的学分还不算，必须是医学以外的才算。她一算起码得两年，下不来，最后，张老师决定用英语来考，加班加点学习了半年多，最后用英语考取了执照。

我吃那些苦，就是要看看中医在美国人身上灵不灵。因为纽约是全世界人群的聚集地，哪里的人都有。全世界各族裔的人群基本上都可以在纽约见到。我俩在纽约十几年给全世界各个国家各种族裔的人都看过病，中医的疗效有目共睹。因为我俩在看病的时候一片西药不能用，一针都不能打，用了就是违法的，只能用中药和针灸，而且外国人他们来看中医的时候都是自掏腰包的，因为中医药是不在他们的医保范围，针灸也是部分才给报的。他们在大医院治不好，来找我们说试一下，试试看行不行，有些是口碑相传互相介绍来的。

张：疗效是真的。这个你说得再好没有用，广告做的再大也没用。经过治疗，难受的地方不难受了，病治好了。往往是一个人带一家，再带亲戚，韩国的带韩国的，荷兰的带荷兰的，波兰的带波兰的，就是这么口口相传的。

石：把波兰人病看好了，他就给我带来一帮波兰人，而且还有从波兰叫来的。有许多病西医检查没有问题，但是患者自觉很痛苦，中医有很大的优势，只要有症状，我们就有诊断，有诊断就有理法方药。美国西医不能像咱们国家的西医，试治一下，一般他不敢的，美国人维权意识强，你不能没有根据就用这个药或者那个药，滥用是要有官司的。所以我们在美国行医时，一般都是要买"误医保险"的。

中医只要你辨证正确，用药得当，就有效果。就像有个美国人，在美国纽约大学医院住院，血糖33.3mmol/L多，住院治疗后降到22.2mmol/L左右，之后再降不下来了。他想试着吃一下中药，我给他服用了十几剂中药。血糖从22.2mmol/L左右降到了8.3mmol/L左右，高兴得不得了。还有一位犹太裔的美国人，血糖长期16.7mmol/L多，打胰岛素吃降糖药，他说请我给他调理一下，我就试试。他吃了二十几剂药以后由16.7mmol/L左右降到5.6mmol/L左右，最后降到5.1mmol/L，他说："绝对是你中药的作用，我多年就没降到过这程度，这次我是把胰岛素和西药停了吃的中药，这绝对是你中药的作用。我没想到中药比胰岛素还灵。"

还有一个教室行业患者，晚上出汗，一晚上得换两次衣服，影响睡觉，工作没精神，美国大医院跑遍了，没给解决，想吃中药调理。我给他吃中药调理，结果一次比一次好，他说他都没想到这二十多年的病一个多月就解决了，中医药太神奇了。

还有一个是跨国公司大老板的妻子，肠癌肝转移，肝脏很大，都超过脐下几寸，她的家人带她来，坐都坐不住，别人扶着，我摸的脉，不能吃，不能睡，结果吃了十几剂药以后，她丈夫来了说她现在能吃能睡，我就很高兴。她丈夫是跨国公司的老板，离纽约很远，在南卡罗来纳州，她就坐飞机到新泽西，再坐车到我们这里来，两个礼拜来一次。后来经过治疗，我一摸，肿瘤已经小了四指，她丈夫，觉得简直不可思议，怎么能起这么大的作用。可惜的是，医院给她化疗去了，肾衰竭去世了。一想起那个患者我就感到很痛心，那家人非常好，孩子也孝顺。我治疗肿瘤多例，都有一定效果。所以我们俩形成一个思想，我们不赞成化疗。中医治疗肿瘤，是通过用中药调节患者的免疫功能，提高患者的自身修复能力。化疗是直接拿毒药想把癌细胞杀死，结果把正常细胞也杀得一塌糊涂。张老师形容这像拿一挺机枪，见人就杀，好的坏的一起杀，你说患者能有好结果吗？最近美国有个华裔的科学家，他在研究免疫，他表示化疗的成功率是百分之五。还有美国科学家提出来化疗能加速转移。有些人提出来化疗增加癌细胞的干细胞，为什么治疗到最后没办法呢，因为癌细胞的干细胞出来了，又生成新的癌细胞。我们俩从思想上不赞成化疗，放疗还稍微好一点，放疗它是局部的，化疗是全身的，不良反应很大，不能吃不能喝，把人整个打垮了拿什么来抗癌呢？

还有一个美国人，患前列腺炎，美国前列腺炎患者很多，前列腺癌发病率也高，他不愿意手术，到很多医院没看好，到一些中医诊所也没看好，他妻子是中国台湾人，听到广播上讲我们治病的事，就让他找我们试一下。来了以后他就告诉我们睾丸抽疼，后背也抽疼，一直抽到屁股上，晚上疼得更厉害，睡觉都睡不成。我辨证为肾阳虚，就用八味地黄汤加味，补肾活血，一次比一次好，最后完全好了。成了朋友之后，他表示我们有的医学专业词语翻译得不准确，他给我们重新翻译，录好后给我们拿来。

美国人很敏感，也很认真，你给他说下午 4 点晚上 10 点吃药，他一定不会在别的时间吃。你给他说加 300ml 水，熬出来 150ml，他绝对不会给你吃 155ml。他们很严格、很认真，我们俩愿意给美国人看。有的美国人自己说喝中药是捏着鼻子往下喝的，中药苦但是它有效，他们愿意吃。

还有一次是个韩国人，口眼㖞斜，韩国也有中医大夫，叫韩医，给他看不好，来我这 9 次，治好了。我们看的口眼㖞斜的没有超过 10 次的。他很奇怪，想不通，韩国大夫一次给他扎 200 多针，还治不好，我一次给他扎七八针、八九针效果这么好。我说："我也想不通你们韩国大夫怎么给你扎 200 针呢？"

有一个波多黎各人，类风湿关节炎，手变形了，家务都不能做了，我就给她针灸、吃药，结果她给我讲手变软了，也能做家务了。还有从波多黎各来一个患者黄疸、腹水，西医诊断说不清，可能是肝萎缩，B 超下还找不见肝，我给吃了茵陈五苓散加减以后，水消了，黄疸退了，人很精神，能吃能睡，但是西医还是找不见肝脏，我想不通这个道理但确实有效，肝脏找不见但是人也能吃能睡，中医的疗效真是非常神奇。

所以我老给学生讲，医生看病，绝对不能在疑难病面前退缩。我有一个基本的概念，天下没有治不好的病，只有不认识的病。不管是什么疑难病症，我都要千方百计进行治疗，绝对不能畏难退缩，要给患者传递一个正能量。患者信心增加了，医患合力，这病就可能治好。如果一见疑难患者就往后退，表现出畏难情绪，患者一看这大夫没信心了，他就更没信心了。张老师老给患者讲精、气、神不能倒，我们大夫也精、气、神不能倒，见疑难病往后退那不行。

所以我想给咱们学生讲，中医来自于几千年的实践，是好东西，同学们选择学中医没错。钱学森讲，21世纪医学发展的方向是中医，不是西医，西医要往中医方面靠，不是咱们中医往西医上面靠。西医现在所谓的内稳态就是咱们讲的阴阳平衡，人体是一个对立的统一体，《内经》讲"亢则害，承乃制"，任何事物不要过亢，过亢就是病了，平衡了就好，咱们调整人体的平衡，就像有交感神经和副交感神经；有促甲状腺激素，也有去甲状腺激素；有促肾上腺激素，也有抑肾上腺素。一个不存在，另一个也不存在，人身就是阴阳对立的统一体，互相之间、脏腑之间也是一个对立的统一体，咱们医生治病的目的就是根据患者的情况进行调整，达到新的平衡，恢复人体自身的正常状态，而不是用外来药物替代人本身的某些功能。

从咱们来看，西医的许多治法是值得商榷的，像治老年性前列腺炎，一味用抗生素加雌激素，把患者吃得一塌糊涂，许多人病没有治好，阳痿了，看来是不妥的。中医的治疗思路是要通，通了之后，尿也通了，就好办了。这个病主要是不通。我们看到美国患者有相当一部分是用药不妥造成的，吃大量的化学药品，一顿吃一把药，拿一个盒子十几个格子，这个吃一片那个吃两片。吃到后期整个人功能退化，伴随的副作用显现，看消化系统疾病因用药带来心血管疾病问题，消化科医生建议去看心血管医生，看心血管疾病出现消化系统疾病，心血管医生又建议去看消化科医生，"铁路警察各管一段"。

有一个患者是南卡罗来纳州的，因为用药引起甲低，十几年坐下起不来，想起来一定要让人扶一下，失去生活信心，我给他吃药，补肝肾的，一次比一次好。

另外一个女患者来就诊，表示性欲减退、疲乏无力、整个人没精神。我让她把甲状腺素片减量，给她吃中药，吃了以后一次比一次有效果，她说和以前比简直是两个人，心情也不一样了。对于甲状腺功能低下的患者，西医只是给甲状腺素片，治疗太单纯了，太局限了。所以咱们中医大有可为，中医走向世界是必然的趋势，关键是我们自己要好好地把中医传承下来。

记：中医药在美国的发展现状是怎样的呢？

石：中医在美国的现状是：美国政府不承认中药，中药是当作食品添加剂来管理的，所以中药店和食品店在一起，是放在食品店里卖的。但是不影响我们使用，因为我是开中药方子的，给人开中药方子等于给他一个建议，用不用你自己定。针灸已经得到了大部分州的认可。美国 50 个州，原来是 30 多个州立法承认针灸是一个合法的医疗方式。现在已经 40 多个州立法承认针灸了，也纳入医疗保险了。我们用中药政府不干涉，只要有疗效群众就欢迎。但是必须谨慎行事，不能出医疗事故，政府规定不能用的药，就一定不能用，用了就是违法的。但用针灸、按摩一定要有执照才行。他们还是按照咱们中医这一套考，很严格。为了这个资格证、针灸执照。我们可是费了很大的力气。

现在中医在美国发展很快，光纽约州就成立了好几所中医学院，学中医的外国人比华人多。找中医看病的人不少，因为许多病西医解决不了，他们会自费来找中医看病。

《医道雅轩》2015 年 5 月 15 日

国医皓首溯医源，璧玉湛然诞清音

——雅轩专访石国璧（下）

石老大学读书期间就曾联合同学上书国务院为学校的建设献言献策，引起国家领导人对北中医的重视，周总理亲自主持会议解决北中医的建设问题，加速了北中医初期的建设。几十年沧海桑田，石老重返母校之际对北京中医药大学和广大中医学子又有怎样的肺腑之言？

一、石老深情回忆北中医早期建设历程

见到你们我很高兴，我对咱们学校感情比较深，因为创办初期的许多重大事件，我都有参与，南迁的问题我跟几个同学去南京考察的。学院刚建立初期，办学条件很差，困难很多。当时 1956 年 6 月决定办学院，9 月就开学了。那会学院放在北京市中医进修学校托管。学院当时只有四位老师，一位教职工，加一位副院长，就把学校办起来了。当时没有桌椅板凳，每人发一个小马扎，老师在上面讲，我们坐在小马扎上以腿代桌子在下面听课。讲完课小马扎拿走，教室空空的。开学近一年了，还是只有一个小马扎。

我就和几位同学联名给国务院党中央写信，反映学院的困难情况。国家领导人商讨后，给出意见。表示北京中医学院一定要在北京办好；教材问题、教师问题由卫生部负责解决，教师可以从全国调，哪里有好大夫、好老师都可以调过来（所以秦伯未、任应秋这些大师，都调到了学院）；校址问题由卫生部和北京市协同解决。最早他们也想把学校放在和平里这边，后来一看都是农村的地方，离城市很远。那会城市就是二环以内的。和平里这块，全是农田，所以协商了一下，就把人民大学的海运仓那边的地方给我们了，也就是现在咱们东直门医院那里，以前是国民党时期朝阳大学的旧址。海运仓的中国中医研究院那个白楼，是 1960 年中央批准的重点建设项目。到 1962 年建成，咱们学院就落户在那里。

我们这一届同学进校时是 123 人，有些同学因为身体等原因没有能毕业。我们是 1962 年 10 月 20 日下午 3 点拍的毕业照，照相的相片上是 100 人，以后落实政策又给 5 位同学补发了毕业证书，所以拿到毕业证书的大概是 105 人。我们那个集体是可爱的集体，各方面人才都有。我们的篮球在北京城区大学比赛中获得过冠军。我是篮球队的队员。王沛、傅世垣、晁恩祥、苗思温、张济这些都是篮球队的主力。王沛是篮球中锋，排球扣球也很厉害的。多才多艺的同学很多。咱们学校好多的运动项目的校记录相当一部分是我们首届创造的，据说有的纪录现在还没被打破。包括晁恩祥创造的百米跨栏纪录，王沛创造的铁饼记录，好像是近几年才被打破的。

我们在城子矿实习时，编了个节目《红色的小中医》，自编自演的，效果很好。在人民大会堂为"群英会"的代表和中南海的 8341 部队演出过，《北京日报》和《中国青年报》都登载过。我们这一百多人都是铁杆中医，没有一个转行换专业的，中医思想都是很牢固的。这次选国医大师，晁恩祥，吕景山，李士懋，这都是我们这一届的。这 30 位国医大师我们占了 3个，这说明学院前几届办学是很成功的。

二、对于母校的期盼

咱们学校现在是全国的中医药大学中教育部的重点大学，在中医界来说是举足轻重的。

石老对母校的两点期盼：

（1）要出高级中医人才。高级中医人才第一条就要运用中医手段"能看病，看好病"。部队现在提出来；能打仗，打胜仗。我们提出来：你能看病，看好病！不是光把病看了随便应付个方子，有的高年级学生连个小柴胡汤的汤头都讲不上来，这怎么能成呢，一问三不知。你要把病看好了，这才是高级中医人才。中医没有临床实践，搞教学、搞研究是搞不好的。

（2）除了出人才，还应当出成果。出人才和出成果，这是学校的两个任务。因为中医太复杂了，要出成果比较困难一些，但是不等于不能出。

钱学森先生讲："科学发展到今天，还没有达到能把中医说清楚的地步。所以你们现在的任务不是想出什么成果，我建议你们不要丢掉它，把它先继承下来。"

所以我想，像咱们学校，各方面比较全面，应当结合临床搞些研究。例如湿疹在美国很多，西医没有什么好办法，但中医治好很多。风湿、类风湿关节炎、前列腺炎、腹泻、妇女带下症都与湿有关，我们就想湿到底是什么？

1960年，协和医院的内科主任张孝骞教授和我交谈过，他说中医的"湿"很有意思，值得好好研究。假如我们能把湿是什么说清楚，就是一大成果。咱们现在的研究是全部按西医的要求的，"试图以西方医学科学中产生的只适用于西方的方法来重新评价中医学，这是不合理的，必然导致失败。这种试图等于是在白天观察星星，在无月光的黑夜观察乌云。尊重和应用中医学方法来证实和应用这门科学中成熟的合理的资料，这不是复古，而是基本逻辑的必然需要。"这是一位西方科学家讲的话。

钱学森先生讲过，将来医学发展的方向是中医，不是西医。

现在咱们就是要结合临床搞一些研究，例如原来上海的邝安堃教授，他是研究高血压的，他发现阳虚的时候，细胞内 c-AMP 降低了，阴虚的时候，c-GMP 降低了，这就是新的发现。还有吴咸中教授，研究急腹症，天津医学院院长，第一批国医大师，他学了中医以后，研究治疗胰腺炎，用清胰汤，实际上是大柴胡汤的变方，有一部分急性胰腺炎就可以解决。急腹症肠穿孔以后不是像原来的概念都必须开刀，有一部分把针灸、中药用上，可以不开刀，这也是成果。若想真正地拿出什么东西，因为中医太复杂，比较不容易，但是不等于不去搞，一定要搞。

我常想，人的脑细胞有一百亿到一千亿个，每一个脑细胞等于一台电子计算机，所以人的脑子等于一百亿台到一千亿台电子计算机连起来的功能（张老师称其为联机工作），太复杂了，所以钱老提出来的人体是一个复杂的开放的巨系统，它不断地变化着，若要拿小老鼠来解释生理功能，简直不可想象。

在卫生部办的学习班上，北大的教授给我们讲，被人碰一下，回头一看这么个简单动作，身体里面起码起了十万个以上的化学反应。

前几天报纸上讲，药物研究所的专家讲，熬了一剂药，里面有一千多个成分。我听兰州大学化学系分析，当归有130多个成分，四物汤在一块儿多少成分，谁能讲得清。一剂药十几味药加起来，起码一千多种药物成分以上，所以按照西方的要求，把所有药提成单体，这东西有什么功能，那东西有什么坏处，要想讲清楚，太难了。

三、石老和张老谈中西医结合

石老：几千年来中医药是我国人民防病治病的主要办法和手段，对于保障人民的身体健康和民族的繁衍起了不可忽视的作用。

西医传入我国百余年，20世纪50年代国家提倡中西医结合。中医做到主治医这一级，定了科以后，可以拿出一定的时间来跟上个西医专家学习一下西医的有关检查治疗。比如我的同学王永炎和吕仁和他们曾经跟西医的有关专家学了一段，西医能诊断的我也能诊断，你懂的我也懂，我得出的西医诊断谁也否定不了，但是我的中医思维转不了向，治疗时仍然能以中医为主。类似这种经历的人全国也有不少。

中西医结合我不反对，西医有它的长处，设备、检查中医院可以用，但是用了以后你不能跟随检查跑。我看病的时候把西医诊断和中医诊断弄清楚，开方子的时候把西医诊断抛开，按中医辨证处方。其实咱们相当一部分中医跟着西医跑了，我在住院期间，一个老干部得了冠心病，他说在医院住了两个月，一点效果都没有，我把病历一看，就是咱们治疗冠心病的那些套方，一派活血化瘀药，他让我给他看，我说你是住院患者我不能给你看，他就出院了，来找我看病，我一看脉弦大有力，舌苔又白又厚，肚子又胀，吃不下饭，大便还不通畅，我就用大柴胡汤加减，吃了几剂以后，第二次叫我看，舌苔退了，大便通了，想吃东西了，心前区也不疼了。

中医你得辨证施治，但现在中医院里有的医生也是不看舌头不摸脉，就给你开方子。作为一个中医已经西化了，跟着西医跑着，能有好结果？能有好疗效？

张老：什么叫中西医结合？谁能给这个下个定义？不是说中医院有了现代的仪器设备、有了化验、检查结果，开点中药这就是中西医结合吗？这个东西值得思考。

所以中医学院的中医授课老师，一定要有中医的临床经验，比如说秦伯未、任应秋等老前辈，他们既有实践又有理论，谁敢怀疑他。我崇拜还来不及呢，我从内心来说崇拜他们。他们讲的你说谁能不听，那一定得听着，生怕他们说的一句话我没听见，总害怕听不清漏掉了，实际上你听他们讲一次课以后你脑子就清楚了，秦老讲《内经》，讲完以后你不用复习，脑子里清清楚楚。

我们希望多学科联合起来，用现代一切先进的手段和方法来研究中医，希望将来有一天让中医的理论能像现代的网络系统一样展现在我们面前，像电脑、手机等体现出来经络的存在。

四、石老给北中医学子的中医箴言

1. 应该怎样培养自己的中医兴趣和提高中医水平

最重要的一条——早实践、多实践。所以我就主张从一年级开始就见习，每周至少安排两次见习。因为西医有实验室，用显微镜一看，细胞、细胞核、细胞膜看得很清楚。那中医的阴阳五行在哪儿看呢？都在患者身上呢。不见患者，阴阳五行、四证八纲，都是空的。同学们如果看不见中医的实践，没有中医的概念和思维，最后造成没有中医的专业兴趣，是记不下中医的。假设从第一学期开始安排见习，一礼拜安排两次去跟上老师看病去，抄方子去，抄与不抄是不一样的。为什么师带徒出来临床实践水平高呢？临床实践多呀！所以学院应该考虑像我们前几届的课程安排，进校后经过一段实践，中医思想在学生脑中形成了，再安排西医课程，我们是 1956 年进校，直到 1959 年实习以后才安排西医课程的，中医思维确立了，西医也学得比较好。所以我就觉得学校可以把建校之初前几期培养的学生召集起来，研讨研讨，看大家几十年来有什么体会，有什么看法，进行教学大纲的修订。

2. 怎样成为好中医

（1）学经典，跟名师，多临床。朱良春先生主张的是勤阅读，多临床，创新章。名师是有限的，跟不上，找个老中医跟上也行。把经典学好，这是基础。学经典一定要下功夫的，是我们每个中医一生的必修课。

（2）重视对药材的识别和学习，防止医药分家。中医一定要懂中药，要去认药。治好患者需要好大夫、还要好药材。药材好坏直接影响到疗效。我懂中药就带来好多的益处。我俩在美国，自己进药，药一拿到手我就知道这药是真的假的、好的坏的。由于地方口音不同，把药名有时候念转音了，或者运输过程中弄错了，我一看就知道了。药材的知识不但对我治病上有益处，而且对我的其他工作上也益处颇多。我当卫生厅副厅长时管的是中医、药政、科研，药政这一部分我就心里有数，我去检查药材时伸手一抓，真的假的我都看出来了。那段时间，我们审批的药没有一个假的。像抗癌的"扶正冲剂"，那是我亲自签字批准生产的，我一看是黄芪、女贞子，一阴一阳，实验说能提高免疫力、有抗肿瘤作用，当时报的材料还欠缺一点，我说可以批准先生产，后面补材料。我们批的健字号的药品全部转成准字号的，没有落一个，据说别的省有的只能达到百分之二三十。

我们在北京出诊，建议医院的药房主任，进的大黄我们一定要甘肃的"西大黄"，结果拿来一看药材是真的，加工比较粗，切得那么厚、那么大，砸也砸不动，切也切不动，你熬药有的人连泡都不泡哪能熬出来，根本出不来药效。炮制加工很重要，直接影响疗效。我们在美国，用的黄芪是纵切的片子；像薄荷叶、荷叶、淫羊藿这些叶子，都是一片一片叠成沓，咱们这都是一堆。所以对学生，一定要让他学药、抓药、认药、了解药，炮制加工要知道，认得药与不认得药不一样。

第二届国医大师金世元先生，位于北京市，他本来就是研究药的。这类人才太少了，应该引起高度重视。

现在咱们炮制的药和古人比起来差得太远了，古人炮制很精细，现在中药使用起来效果差与炮制有关系，像香附有用醋炒、童便炒、酒炒，熟地黄，要九制，制了九次才能用的。有的药根据主治不同炮制各异，治肾往下走的用盐炒，治肺的用酒炒，有些用姜炒。每剂药的每一味药炮制到位，那拿出来能不见效吗？

中药的炮制加工太重要了，是改变性质的。你像现在报道说何首乌有毒，只能吃 1 克、2 克，不科学，用何首乌拿小老鼠做实验说有毒了，炮制了，拿酒、黑豆蒸了，起什么作用，到底还有没有毒？还有和别的药一配伍，和人参放在一起，和枸杞子放在一起，它又起了什么变化？要讲有毒没毒，必须把这都讲清楚。光拿个生首乌去实验，说它有毒，是不客观的。单味生首乌用得很少！

《医道雅轩》2015 年 5 月 15 日

学生感言篇

七绝
赞石国璧先生[1]

赵敏

岐伯故里续钟灵[2]，

精业不舍硕传承。

职更域易[3]志不移，

蜡炬常明映杏林。

[注释]

[1] 石国璧，1934年6月生于甘肃省庆阳市宁县中医世家。主任医师，教授，享受国务院政府特殊津贴中医专家。1978年起，历任甘肃省卫生厅副厅长、甘肃中医药研究院院长、第一届中华医学会全国内科学会副主任委员等职。曾经先后为甘肃省及全国中医事业的发展做出过突出贡献。

[2] 据考证，甘肃省庆阳市为医祖岐伯诞生地，故名岐伯故里，实为钟灵毓秀之地。

[3] 先生从甘肃省卫生厅副厅长职位上退休之后，曾转赴美国从事中医药及针灸工作10余年，继续在国外传扬中医药科学。

赵敏

2015年06月

跟师感言

记得那是在 7 年前的夏天，北京市朝阳区和平医院中医科门诊来了一位老中医，他医德高尚、医术高超、懂医识药、开方切脉、针灸推拿、擅用经方、时方为辅、疗效卓著，虽是在北京基层，患者在大厅通宵排队挂号，可谓一号难求。这位老中医就是我的恩师石国璧先生。幸运的是我成为他老人家的徒弟，开启了我的崭新的中医之旅。后来我知道，他家学渊源，是 1956 年首届北京中医药大学优秀毕业生，深得任应秋老师赏识，曾经作为《中国中医药年鉴》编委与董建华老师一起工作。我的师父原来是一位中医大师。

在跟随师父出诊时，每遇患者痛苦，他总是感同身受，奋力救治，在大病、难病面前，从不退缩，直面挑战。在与老师朝夕相处之中，我逐渐感受到他善良、正直、勇敢的品格，这使我们深受影响。

我自 2012 年跟随师父侍诊学习，归纳起来大致经历了 4 段心路历程。

第一阶段醍醐灌顶，开始跟诊之初，我在当地也小有名气，但同样的病，师父药味少、药量轻、病程短、疗效高，师父治病常有酣畅淋漓感。

第二阶段是"休克"期，看到师父治病，我慨叹自己曾经治病之粗略，茫然不知所措，我那时不仅不会用老师的方法治病，自己原来会的几招也心存怀疑，用得不灵了，这大概经历了半年时间。

第三阶段是渐入佳境，在临床中努力模拟石老的思维，验证体会，请教老师，指导讲解，阅读经典，再临床体会，逐渐提升。

第四阶段感觉脱胎换骨。经过几年的研习，感觉自己临证时已经今非昔比，也常能用平常之药，拯救患者于危难。

更重要的是，石老给了我打开那扇门的钥匙，门那边宽阔明亮，风景独好。

李金平
2018 年 11 月

感念师恩

机缘难得，我于 2013 年 4 月 23 日开始有幸师从于名老中医石国璧教授。跟随石老学习，拜师石老时我已有十几年的临床工作经验，但侍诊石老一段时间后才发现其实自己一直是在中医的门外徘徊，并没有真正体会到中医的博大精深和奥妙，石老为我推开了一扇开悟中医之门。5 年相伴，我和石老建立了如父女般深厚的师生情。

跟师学习以来，老师的崇高医德、勤奋好学的精神深深地打动了我。石老时刻以解决患者的疾苦为己任，甚至夜晚睡不着觉的时候都是在琢磨患者的病情，是我们年轻一辈学习的楷模。石老对待患者无论富贵、贫穷、老幼，总是一视同仁，耐心、仔细地检查和治疗。石老治学严谨，每方每药必有经典指导，有依据，有方可寻。对待患者极度认真、热情，从望闻问切，每项必须详具，处方、立法仔细慎重，煎煮方法必详细告知患者，还对患者进行起居、心理辅导。老师在很多疑难杂症疾病的诊疗上遵循古方古法，同时结合具体病症辨证论治，大胆创新，形成了一套独特且疗效显著的学术思想和临床经验，老师已至耄耋之年，其学术思想和临床经验的整理时不我待，需要抓紧时间进行进一步的整理和挖掘。

生活中，石老和师母张秀娟老师待学生如自己的孩子一样。每次与我们学生谈话，总是把一只温暖的手轻轻地按在我们的手背上，让我们感到亲切、和蔼、轻松。我们学生每次到老师家，都有回家的温暖感。每次谈论甚欢忘了时间的时候，老师都会坚持留我们在家吃饭，师母 70 多岁依然亲自为我们下厨，每当此时，我总是有说不出的感动，说不出的亲切。

时间飞快，伴随老师身边五年有余，回想五年时光，老师的谆谆教诲令我受益良多，受用终生！感怀师恩，无以回报，仅用几句心声以表学生感恩之情！

恩师引路入岐黄，倾力相授寄厚望。

殷殷教诲如父语，何幸伴师五余载。

师恩难忘意深浓，谨言慎行遵师训。

杏林曲径勤为路，师承青囊砥砺行。

孙丽

2018 年 11 月

感恩师父

我的师父石国璧名老中医，三代祖传，熟读岐黄，北京中医药大学第一届毕业生。毕业后致力于我国中医药事业的发展传承，学识渊博、造诣颇深、经验丰富、医德高尚。我侍诊师父学习，深得师父心传口授，获益终身。

（1）师父特别重视研习运用经方，要求我熟读经方，灵活运用。他常教导我说"学经典，跟名师，做临床"。

（2）尊重经方、创新效方。师父常说"要熟读经典，还要积累，学习别人好的方子，辨证论治"。

（3）师父临床用药药味少，疗效显著，常7~8味，最多不超过15味，用量才几克，临床疗效屡起沉疴，效如桴鼓。患者从夜里12点开始排队挂号，师父治好了许多疑难杂症。他对待患者如亲人，和蔼、友善，认真询问病史，仔细为患者切脉、观察舌象，广大患者称赞他医术精湛，医德高尚。

（4）师父重视针灸治疗，他常说"针灸要抓住主证，用大穴主穴配伍治疗，疗效神速"。

（5）师父给我修改文章认真、细心，教导说要有古代文献，如何应用，文章才有说服力，认真思考。

（6）师父为人正直、善良、大度、敢于担当，和师父相处很自然、放松，他是长辈教导着我，同时亦师亦友，我们总有说不完的话，他在病床上，输液中还在给我解读经典，讲解病历医案传授给我，现在如放电影一样历历在目，师恩难忘！

（7）师父和师母张秀娟老师对我在业务上严格要求、一丝不苟。在生活上，二老关心备至、嘘寒问暖，患者看完没有，有什么疑难病历，需要讲吗？师母张秀娟老师70多岁老人待我如自己家孩子，千叮咛万嘱咐，谆谆教诲令我难忘。

师父常讲"问道岐黄至皓首，人生八十一挥间，医道门前挂个号，一脚尚在门外边"，勉励我研习古方之难、临床愈久方知艰，让我细读，精读经典。通过几年跟师学习，师父给了我打开中医大门的金钥匙，大门广阔明亮。师父高尚的品德为我树立了做人、做事、做学问的榜样。师父真乃大医之师。我决心继承师父经验，振兴中医，为广大人民群众服务，传承好中医。

马占英

2018 年 12 月

感恩石老

2013 年起本人有幸成为石老名医工作室工作成员，有机会和工作室的同道们一起跟诊学习、聆听石老教诲，当时心情激动，深感机会难得，常提醒自己应当倍加珍惜！石老从事中医临床工作 60 余载，德高望重，中医功底深厚，经验丰富，许多看似疑难杂症而一筹莫展，经石老诊疗后往往立竿见影，疗效显著，深受患者好评。

石老对待患者如亲人，精心细致诊疗每一位患者，体察所苦，尽量避免大处方或价格昂贵的药物，以免加重患者负担，处处为患者着想，深受广大患者爱戴！记得 2017 年春天，在网上发了一张照片，是在参加朝阳区卫健委师承工作会期间和石老、张老师合影，很快有人惊喜点赞，其中一位在火箭军医院工作的同学评论说："看到石老了，他可是超级好人……"虽然到现在还不清楚她是怎么认识石老的，但我相信是石老高尚的医德和精湛的医术赢得她和更多人的敬佩和尊重！

石老对中医传承十分重视，希望中医事业能一代又一代传下去并能发扬光大！他耐心带教年轻医生，将宝贵经验无私地传授给大家；常激励年轻医生们读经典、多临床、夯实中医基础、积累经验，不断提高专业技能和诊疗水平。我和工作室的同道们一样，通过跟诊学习获益匪浅、将受益终身！感恩石老对我们年轻医生的教诲，也衷心祝愿石老、张老师身体健康、生活愉快！

姚国召

2018 年 11 月

感恩石老

　　石国璧老先生出身中医世家，为北京中医药大学（原北京中医学院）第一届毕业生，是甘肃省名老中医，退休后仍扎根于社区为周边百姓服务。我曾有幸跟随老先生出诊抄方，老先生待人接物，谦逊有礼；对待患者，亲切细致；处方用药，精妙便廉，治好了很多疑难杂症，周边的群众提起老先生都交口称赞。老先生带学生也是严格认真，讨论病历，分析医案，一丝不苟。名师出高徒，老先生带出的学生仍然在基层服务于广大患者，我辈应当以老先生的品德和精神为榜样，继承老先生的医德风范和学术思想，将中医事业发扬光大。

黄莺

2018 年 11 月

感恩石老

时光荏苒，如白驹过隙，遥想跟师石老的日子，虽然短短一年的时间，但通过听石老的学术经验讲座、门诊侍诊时的跟师学习，使我无论在中医基础理论、临床技能还是在医德医风上，都深深受到了石老一言一行的影响，而这些将是我一生中难得的宝贵财富。石老是北京市名老中医，医术精湛，精益求精自不必多说，但为人却很谦虚低调，他每次给后辈讲学说的最多得一句话就是："到现在为止，对中医还是一脚门里，一脚门外"，说完就朴实地呵呵笑起来。多么可爱的一位老人，使我体会到层次越高的人，越是将自己活得很平凡。

石老是一位很温暖的老人，视患者如亲人，体贴患者，每位前来就诊的患者都能体会到他的爱心满满，虽然年逾八十，身体状况不是很好，一上午的门诊已基本耗尽他的体力，但只要一面对患者，他总能精神饱满，有加号的患者不管多晚，他都坚持为患者看完，连去卫生间都是要大家提醒他才肯去，门诊结束后我们都很心疼他，石老总是能站在别人的角度考虑问题，对自己却很少顾及，凡事为患者着想这一点是吾辈望尘莫及的。我认为跟师学习并不在于老师一字一句地教，而是在无形中潜移默化中徒弟感受老师的精神。有幸遇到石老并得到他的授业解惑，感恩、感谢！

刘淑娟

2018 年 11 月

致谢

　　本书编辑过程中，得到了北京市中医管理局、北京市朝阳区卫生健康委员会、和平医院各级领导和相关部门的大力支持，得到了和平医院中医科及石国璧工作室人员的大力帮助，在此一并感谢！

整理人员
2023 年春

学生感言篇